Wolfgang Fürweger

Atlas de cuidados para a gestão de sistemas de saúde regionais

Wolfgang Fürweger

Atlas de cuidados para a gestão de sistemas de saúde regionais

Oportunidades e desafios - o exemplo do Estado Federal de Salzburgo

ScienciaScripts

Imprint

Any brand names and product names mentioned in this book are subject to trademark, brand or patent protection and are trademarks or registered trademarks of their respective holders. The use of brand names, product names, common names, trade names, product descriptions etc. even without a particular marking in this work is in no way to be construed to mean that such names may be regarded as unrestricted in respect of trademark and brand protection legislation and could thus be used by anyone.

Cover image: www.ingimage.com

This book is a translation from the original published under ISBN 978-620-0-44951-1.

Publisher:
Sciencia Scripts
is a trademark of
Dodo Books Indian Ocean Ltd. and OmniScriptum S.R.L publishing group

120 High Road, East Finchley, London, N2 9ED, United Kingdom
Str. Armeneasca 28/1, office 1, Chisinau MD-2012, Republic of Moldova, Europe
Printed at: see last page
ISBN: 978-620-3-98979-3

Conteúdo

Resumo

As alterações demográficas estão a obrigar os sistemas de saúde a todos os níveis a reorganizar as suas estruturas de cuidados. Em Salzburgo, nasceu a ideia de desenvolver um atlas regional e intersectorial de cuidados de saúde como instrumento de informação e planeamento para políticos, administradores, peritos e população. Este livro resume as bases para o efeito: Utiliza a literatura e três exemplos de boas práticas dos EUA e da Alemanha para ilustrar o que as representações geográficas nos relatórios de saúde podem e não podem alcançar e desenvolve uma lista de verificação para um bom atlas de cuidados de saúde. Em entrevistas com peritos, são analisadas as oportunidades, os requisitos e os desafios de um atlas regional e intersectorial de cuidados de saúde para o estado federal de Salzburgo. As entrevistas revelam que um projeto regional para Salzburgo deve ser iniciado como uma plataforma interactiva em linha em pequena escala e continuamente desenvolvido durante o funcionamento.

1 Introdução

1.1 A mudança demográfica como um desafio

A evolução demográfica é atualmente o maior desafio que os sistemas de saúde dos países ocidentais industrializados enfrentam. Esta constatação não é de modo algum nova: já em 2010, Da-Cruz e Hermann, na Alemanha, por exemplo, salientavam: "As alterações demográficas estão a tornar-se um teste de resistência para o sistema de saúde. A morbilidade está a aumentar consideravelmente e prevê-se um aumento significativo da prevalência de muitas doenças. Estes desenvolvimentos colocam os prestadores de serviços perante desafios específicos que são já objeto de um debate aceso". (Da Cruz/Hermann, 2010, p. 623)

Nesta altura, na Áustria, os primeiros representantes da geração baby boomer, ou seja, os nascidos entre 1946 e 1964, puderam reformar-se regularmente após milhares de reformas antecipadas por ano e a pirâmide populacional começou a inclinar-se (Furweger, 2023). Desde 2010, esta tendência ganhou um novo impulso e irá continuar: em 2018, a proporção de pessoas com 80 anos ou mais na Áustria era de 5% da população, em 2030 deverá aumentar para 6,7% e em 2050 para 11,2%. Em números absolutos, isto significa que, em 2018, viviam na Áustria 438 000 pessoas com 80 anos ou mais; de acordo com as projecções, este número aumentará para 621 000 em 2030 e 1,07 milhões em 2050. (Estatísticas da Áustria, 2019)

Esta evolução afecta naturalmente todas as áreas da sociedade, mas em particular os cuidados médicos e de enfermagem, uma vez que a população não só está a envelhecer, como também está potencialmente mais doente e mais necessitada de cuidados: "No sector dos cuidados de saúde, em particular, a procura de cuidados médicos está a aumentar à medida que a sociedade envelhece... No entanto, este aumento considerável da procura é compensado por uma demografia médica comparativamente desfavorável". (Famira-Muhlberger/Streicher, 2020). Este estudo, encomendado pelo Instituto Austríaco de Investigação Económica (WIFO), centrou-se especificamente nos cuidados médicos. No entanto, na opinião do autor, esta constatação também se aplica aos cuidados intramuros e extramuros.

A reforma dos trabalhadores da geração "baby boomer" do sistema de saúde não é, por si só, motivo de preocupação. No entanto, o aumento do número de reformas é acompanhado pela diminuição da natalidade. Existem dados recentes relativos ao Estado federado de Salzburgo, que mostram de forma particularmente clara os efeitos desta evolução: em 2010, viviam no Estado 526 700 pessoas. Em 2022, a população total já era de 562.600 pessoas devido à imigração nacional e de outros países, um aumento de 6,8% em relação a 2010. Ao mesmo tempo, o número de jovens entre os 15 e os 25 anos diminuiu em 6.100, para 59.200, no mesmo período. Dentro das coortes, isto significou um declínio de 15,3 por cento. Em relação à população total, o número de potenciais candidatos à carreira desceu de 12,4% para 10,5% em apenas doze anos. Até 2032, a população total do Estado Federal de Salzburgo deverá aumentar para 577.000 pessoas devido à imigração. Ao mesmo tempo, o número de jovens entre os 15 e os 25 anos continuará a diminuir - para 54.000 pessoas ou 9,4 por cento da população total. (Furweger, 2023) Isto significa que: Na Áustria, há cada vez mais pessoas idosas e idosas e cada vez menos jovens e jovens que poderiam potencialmente trabalhar no sistema de saúde. Por conseguinte, a escassez de pessoal no sistema de saúde continuará a aumentar.

1.2 Um atlas de abastecimento regional como ferramenta para o planeamento baseado nas necessidades

Do diagnóstico às terapias possíveis, que o autor considera necessárias: Por um lado, os empregadores do sistema de saúde devem esforçar-se por recrutar o maior número possível de jovens, em concorrência natural com outros sectores. Por outro lado, os empregadores do sistema de saúde devem esforçar-se por recrutar o maior número possível de jovens, competindo naturalmente com outros sectores. Os trabalhadores existentes devem ser mantidos no sistema durante o máximo de tempo possível, tomando medidas para promover a sua saúde física e mental, se possível para além da idade legal de reforma. E a tendência para o trabalho a tempo parcial deve ser travada, por exemplo, oferecendo mais e melhores estruturas de acolhimento de crianças ou tornando o trabalho a tempo inteiro mais atrativo do ponto de vista financeiro. Estes aspectos eram temas interessantes para o nosso próprio trabalho, mas só podem ser abordados aqui por razões de espaço.

Além disso, o sistema de saúde no seu conjunto deve orientar-se mais para as necessidades. Com efeito, num futuro não muito distante, menos pessoas jovens e menos jovens terão de prestar tratamento médico e cuidados a mais pessoas idosas e mais idosas. A digitalização fornece ferramentas importantes para o efeito, como os robôs cirúrgicos ou os registos digitais dos doentes. No entanto, a utilização da tecnologia e do pessoal também deve ser mais direcionada. Por um lado, isto pode ser conseguido através da racionalização e reorganização dos processos existentes; por outro lado, também requer um planeamento das estruturas de cuidados com base nas necessidades - um desafio particular no sistema de saúde austríaco.

Os elementos centrais da política regional de saúde e do planeamento de cuidados são o Plano de Estrutura de Saúde Austríaco (OSG) e os respectivos Planos de Estrutura de Saúde Regionais (RSG) dos estados federais (por exemplo, Land Salzburg 2019; EPIG 2019). Cada um destes planos é elaborado para cinco anos com base em dados recolhidos retrospetivamente. Existem também planos estruturais separados para os sectores de internamento e de ambulatório. No sistema de saúde nacional, o caminho para o futuro está, portanto, a ser planeado olhando em dois espelhos retrovisores, cada um apontando numa direção diferente. É aqui que entra uma ideia que foi desenvolvida no estado federal de Salzburgo no Centro de Investigação e Inovação para a Saúde Pública e Investigação em Cuidados de Saúde da Universidade Médica Paracelsus (PMU) e adoptada pelas partes interessadas no Hospital Universitário de Salzburgo e no departamento de saúde do estado de Salzburgo: um atlas intersectorial de cuidados de saúde para o estado federal de Salzburgo como ferramenta de apresentação e planeamento para a administração e política regionais de cuidados de saúde.

O autor retomou esta ideia e transformou-a no tema da sua tese de mestrado. O objetivo específico desta tese é apresentar as bases para um atlas regional e intersectorial dos cuidados de saúde na Áustria. A questão central da investigação é, portanto, a seguinte: como deve ser estruturado um atlas regional e intersectorial da prestação de cuidados de saúde para um Estado federal austríaco e que oportunidades e desafios surgem da sua implementação? Uma vez que o autor é o porta-voz das clínicas regionais de Salzburgo e que estas são o maior prestador de cuidados de saúde no estado federal de Salzburgo, a base para um atlas regional e intersectorial da prestação de cuidados de saúde é desenvolvida utilizando o exemplo do estado federal austríaco de Salzburgo. Poder-se-ia argumentar que um atlas trans-setorial da prestação de cuidados de saúde não se deveria limitar a uma região, mas deveria ser abordado a nível nacional. No entanto, a realidade política austríaca impede-o de o fazer: O sistema nacional de saúde não só se caracteriza pela partilha de responsabilidades e por fluxos financeiros muito complexos, como também tem uma estrutura altamente descentralizada. Basicamente, existem dez sistemas de saúde num país com quase 84.000 quilómetros quadrados e 9,1 milhões de habitantes: o sistema federal e um para cada um dos nove estados federais. Por isso, o autor considera que um atlas regional de cuidados de saúde é uma solução pragmática e sensata. A roda não precisa de ser completamente reinventada. Os atlas não são uma invenção recente na investigação dos cuidados médicos e têm-se tornado cada vez mais populares na investigação dos serviços de saúde nos últimos anos: "O interesse na representação cartográfica de temas relacionados com os cuidados médicos aumentou significativamente nos últimos anos. Isto pode ser visto no grande número de atlas de saúde que foram publicados internacionalmente no passado recente." (Mangiapane, 2014).

1.3 Estrutura e organização do trabalho

O objetivo desta tese de mestrado é apresentar os princípios, os requisitos/desejos, as oportunidades e os desafios de um atlas regional e intersectorial da prestação de cuidados de saúde. A implementação efectiva no estado federal de Salzburgo seria objeto de um outro projeto, que exigiria recursos financeiros e humanos adequados. Ulrich et al. (2017) observam que também existem dados de saúde disponíveis para pequenas regiões, mas que o seu processamento e análise são morosos e dispendiosos.

Este artigo é composto por duas partes: Na primeira parte, a diferença entre atlas epidemiológicos e atlas de cuidados de saúde é apresentada com base na literatura. Posteriormente, são utilizados exemplos de boas práticas para determinar o que as representações cartográficas em geral e os sistemas de geo-informação e atlas em particular podem e não podem alcançar na investigação dos serviços de saúde. Ao estudar a literatura, o autor apercebeu-se também de uma lacuna no conhecimento: Ao pesquisar por "Health AND Mapping" (cf. Augustin et al., 2018) na PubMed, mais de 5.700 artigos são exibidos apenas para 2023. No entanto, o autor não encontrou uma lista dedicada de critérios de qualidade para um bom atlas de saúde. Por conseguinte, esse catálogo de critérios é elaborado na discussão com base na literatura e nas considerações do próprio autor. Na segunda parte, empírica, utilizam-se entrevistas abertas com peritos do sistema de saúde de Salzburgo para determinar quais são os requisitos práticos para um atlas regional e intersectorial de cuidados de saúde para um estado federal austríaco, o que este deve ou pode alcançar e quais os desafios que a sua implementação implicaria. A discussão final da parte teórica e empírica mostrará que um atlas regional de cuidados deve ser disponibilizado digitalmente e ser interativo de acordo com critérios científicos. Não se deve destinar apenas a peritos e políticos, mas também a um público mais vasto e interessado, e não se deve limitar a questões de investigação de serviços de saúde, mas deve também considerar aspectos epidemiológicos de forma limitada e ligar os dados ao desenvolvimento populacional projetado. A literatura mostra que a representação geográfica de áreas grandes e pequenas pode dar contributos importantes para a investigação e a gestão dos serviços de saúde. Num estudo sobre a influência do Atlas da Variação dos Cuidados de Saúde do NHS nos decisores regionais do NHS, Schang et al. (2014) chegaram à seguinte conclusão: "Os nossos resultados ilustram que um Atlas da Variação pode apoiar os pagadores de cuidados de saúde no enquadramento, na comunicação e no incentivo à procura de problemas estratégicos..."

1.4 Relevância para a prática

Um atlas regional e intersectorial da prestação de cuidados de saúde num estado federal austríaco deve ser resumido:
- Na sua apresentação, combina os cuidados em regime de internamento e de ambulatório,
- representam assim estruturas e processos de aprovisionamento,
- Integrar indicadores de saúde, dados epidemiológicos, de morbilidade e

de mortalidade, sempre que possível/disponíveis,

• ter em conta as futuras tendências demográficas e, por conseguinte

• Fornecer uma base para a gestão contínua e o planeamento a médio prazo da política e da prestação de cuidados de saúde regionais.

Por exemplo, um atlas dos cuidados de saúde permitiu mostrar a sobreutilização ou subutilização regional. Em conjunto com a previsão da evolução demográfica, disponível até ao nível municipal, foi possível criar ou deslocar centros de saúde em tempo útil, implementar ferramentas de apoio telemédico em função da procura ou adquirir equipamentos de grande dimensão. O atlas da saúde permitiu igualmente abordar questões epidemiológicas e mostrar se certas doenças (por exemplo, doenças cardiovasculares, metabólicas, pulmonares, diabetes, obesidade juvenil ou adulta...) se distribuem uniformemente pelo país ou se existem pontos focais regionais. Isto permitiria que os programas de prevenção fossem direcionados a nível regional ou local.

Com os seus próprios atlas regionais e intersectoriais de cuidados de saúde, os estados federais austríacos também seguiram a diretriz "Boas Práticas de Relatórios de Saúde". O preâmbulo afirma: "Uma das suas tarefas essenciais [vigilância da saúde] é a interpretação de dados provenientes de várias fontes. Enquanto instrumento de controlo da política de saúde, fornece a base empírica para decisões políticas racionalmente justificáveis, acompanha os processos da política de saúde e oferece uma base para a participação. Ao mesmo tempo, está inserida num discurso político". (Starke et. al., 2019, p. 4).

A Diretriz 4 (objeto do relatório) afirma: "O relatório de saúde descreve aspetos definidos atuais e baseados em dados do estado de saúde da população ou de grupos populacionais. Fornece descrições e análises de determinantes da saúde, condições de enquadramento e outras áreas relevantes para a saúde." (Starke et al., 2019, p. 7)

Na opinião do autor, um atlas regional e intersectorial de cuidados de saúde para um estado federal austríaco seria um meio eficaz para fornecer as representações e análises exigidas pela diretriz "Boas Práticas de Relatórios de Saúde".

2 Representações geográficas na medicina

Este capítulo começa por definir termos-chave que são utilizados repetidamente nesta obra. Além disso, a secção fornece uma breve visão histórica do estado da investigação sobre representações geográficas em medicina e sobre atlas médicos. São apresentadas as diferenças entre atlas epidémicos e atlas de cuidados de saúde e são definidos os objectivos das representações cartográficas e dos atlas na investigação em cuidados de saúde.

2.1 Definições

Para o ano de 2023, a PubMed tem mais de 6.200 publicações com a palavra "atlas" no título. Muito poucas delas são atlas no sentido geográfico, porque, como define o Dicionário de Geografia, um atlas é "... uma compilação de mapas em forma de livro ou uma série de mapas individuais que formam uma unidade factual e se destinam a armazenamento comum (por exemplo, numa cassete), mesmo que apareçam em intervalos. É essencial que as cartas sejam harmonizadas em termos de formato, margens, letras, conteúdo e gráficos. Para além das edições impressas, existem hoje em dia atlas electrónicos, quer como atlas para visualização no ecrã ("view-only atlases"), quer como atlas multimédia interactivos, que permitem ligar elementos do mapa a outras informações, por exemplo, armazenadas numa base de dados. Numerosos atlas estão disponíveis na Internet". (Spektrum der Wissenschaft, 2023)

Quando o termo "atlas" é utilizado neste documento, deve ser entendido no sentido desta definição. Os atlas e os mapas devem ser distinguidos dos *sistemas de geoinformação*, que também são amplamente utilizados na medicina. Os sistemas de geoinformação (SIG) são mais do que simples mapas, ou melhor, alargam as suas possibilidades de utilização. São constituídos por cinco componentes: software, hardware,
dados, métodos e organização em termos de processos e fornecimento de recursos. (Fletcher-Lartey/Caprarelli, 2016; Thi- Ben et al., 2017). As ferramentas centrais de visualização são as *camadas.* "Os dados são armazenados num SIG em camadas temáticas, as chamadas layers, que podem ser relacionadas entre si. Os geodados podem ser divididos em dados vectoriais e dados raster. Os dados vectoriais (ou camadas) podem, por sua vez, ser diferenciados em camadas de pontos, linhas e polígonos. As camadas de pontos podem, por exemplo, incluir coordenadas geográficas de instalações como restaurantes de comida rápida, consultórios médicos ou parques infantis, mas também de eventos que ocorrem a nível regional, como infracções penais ou casos de doença. As camadas de linhas contêm informações sobre vários pontos relacionados (por exemplo, ruas ou

fronteiras). As camadas poligonais descrevem áreas, por exemplo, áreas administrativas como distritos urbanos ou áreas de código postal. Exemplos de informações que podem ser fornecidas através de camadas poligonais incluem taxas de cobertura regional com médicos..." (ThiBen et al., 2017, p. 1440).

As análises estatísticas podem então ser utilizadas para estabelecer correlações e visualizar *padrões espaciais*. Os padrões espaciais correspondem ao que é comummente designado por mapas temáticos ou funcionais, que devem ser vistos em contraste com os mapas geográficos ou políticos. Um exemplo de aplicação são os chamados "mapas de calor", que ilustram dados complexos de uma forma fácil de compreender, mesmo para não especialistas. São criados mapas que representam os valores dependentes de um conjunto de definições bidimensionais como cores ou como um gradiente de cor (por exemplo, temperatura), para além da componente geográfica (por exemplo, mapa). O gradiente de cor baseia-se na distribuição da temperatura e vai do azul (por exemplo, frio) ao verde, amarelo e laranja, passando pelo vermelho (por exemplo, quente). A visualização é utilizada para captar intuitivamente valores particularmente marcantes numa grande quantidade de dados." (ThiBen et. al., 2017, p. 1440-1441)

2.2 Epidemiologia e investigação sobre serviços de saúde como domínios de aplicação

As abordagens de investigação geográfica e as representações cartográficas existem na epidemiologia desde a antiguidade: "A consideração espacial da doença e da saúde é muito antiga. Até mesmo Hipócrates investigou as relações doença-ocologia entre as condições ambientais, os hábitos de vida e a saúde humana." (Augustin et al., 2018, p. 629)

Nos países germanófonos, o conceito de geografia médica foi criado pelo médico Leonhard Ludwig Finke, que descreveu o primeiro mapa médico no final do século XVIII. (Koller et al., 2020) August Hirsch, médico, epidemiologista e historiador médico alemão, publicou um manual em três volumes sobre patologia histórico-geográfica entre 1859 e 1864. Outro exemplo histórico bem conhecido é a obra "On the Mode of Communication of Cholera" do médico inglês John Snow, de 1854, que registou as mortes num mapa da cidade durante uma epidemia de cólera em Londres. Isto permitiu-lhe identificar os poços que forneciam água contaminada e que, por conseguinte, propagavam a doença. (Thiften et al., 2017) Snow é considerado o pai da análise baseada em mapas na investigação indutiva da causalidade das doenças. (Augustin et al., 2018) Também na Grã-Bretanha, o pediatra James Alison Glover apoiou a sua investigação na década de 1930 em ferramentas de visualização geográfica e conseguiu assim provar que o número de amigdalectomias em crianças de diferentes distritos escolares diferia consideravelmente: Enquanto nalguns distritos apenas uma em cada dez crianças era submetida a uma remoção das amígdalas, noutros, uma em cada duas era operada. (Smith, 2011, p. 342).

Na investigação em cuidados de saúde, a abordagem cartográfica é muito mais recente: nos anos 60, o nefrologista John Wennberg (*1934) começou a investigar os cuidados médicos a nível regional nos EUA, referindo-se, entre outros, ao britânico Glover, já referido. (Smith, 2011) Em 1973, publicou Wennberg e o epidemiologista Alan Gittelsohn publicaram o estudo "Small Area Variations in Health Care Delivery". (Wennberg/Gittelsohn, 1973) Utilizando o estado americano de Vermont como exemplo, os dois mostraram que existiam diferenças consideráveis na prestação de cuidados e nas infra-estruturas médicas que não eram intencionais nem planeadas e que não podiam ser explicadas do ponto de vista médico.

Com esta e outras obras, Wennberg tornou-se o maior especialista mundial em desvios indesejáveis no sistema de saúde. Mais tarde, lançou o Dartmouth Atlas of Health Care (TDI, 2023), que foi publicado pela primeira vez em 1996, na sequência da fracassada reforma dos cuidados de saúde da administração Clinton (Smith, 2011) - nessa altura, evidentemente, ainda em formato impresso. A obra foi financiada por fundos federais libertados que tinham sido inicialmente afectados a estudos que deveriam desenvolver as bases da reforma. Sob a impressão do seu fracasso em matéria de política de saúde, a administração Clinton pôs uma parte desse dinheiro à disposição de Wennberg para financiar o seu projeto, até então grave. O resultado foi um abrir de olhos para o público americano e pintou um quadro nada encantador do sistema de saúde dos EUA: "O atlas original mostrava, por exemplo, uma variação de duas vezes no número de camas de hospital, uma variação de três vezes no número de médicos, uma variação de quatro vezes nas taxas de cirurgia de bypass coronário e uma variação de oito vezes na prostatectomia radical. É importante notar que mais hospitais e médicos não significaram melhores resultados." (Smith, 2011, p. 342).

Na altura, os políticos não se enfureceram tanto com a injustiça do sistema, que se manifestava claramente na distribuição desigual das capacidades de cuidados e dos serviços. Pelo contrário, estavam particularmente entusiasmados com o potencial de poupança que viam face a esta distribuição desigual dos recursos. Wennberg também forneceu números: "O primeiro atlas calculou que, se todas as regiões do país fossem como Minneapolis, poderiam ser fechadas 120 000 camas e poupados 32,6 mil milhões de dólares (20,2 mil milhões de libras; 23,2 mil milhões de euros, às taxas de câmbio actuais) sem qualquer deterioração dos resultados." (Smith, 2011, p. 342)

Atualmente, o atlas é uma extensa plataforma na Internet com mapas e publicações sobre o sistema de saúde dos EUA, que também é preenchido com a ajuda de sistemas de geoinformação. Smith compara o seu significado com a obra histórica "A Origem das Espécies" de Charles Darwin: "Ambos os livros resultaram de uma rigorosa acumulação de dados e alteraram fundamentalmente a nossa visão do mundo. O livro de Darwin mostrou a nossa descendência dos macacos. O atlas fez explodir a crença de que a medicina se baseia firmemente na ciência". (Smith, 2011, p. 342).

2.3   A influência crescente dos atlas de aprovisionamento

O Atlas de Dartmouth serviu posteriormente de inspiração para numerosos projectos na Europa, Austrália e Nova Zelândia. Em 2010, por exemplo, foi publicado no Reino Unido o NHS Atlas of Variation in Healthcare (NHS, 2023), baseado no seu modelo. Este forneceu ao Serviço Nacional de Saúde dados que foram considerados revolucionários, "... por exemplo, uma variação de quase 30 vezes na percentagem de pacientes em fundos de cuidados primários que recebem todos os nove processos de cuidados chave recomendados para pessoas com diabetes." (Smith, 2011, p. 342). Os trusts de cuidados primários (PCTs) foram as autoridades de gestão regional do NHS entre 2001 e 2013.

Buhmann et al. identificaram doze atlas de abastecimento nacionais na Europa em 2018. Augustin et al. também identificaram 49 obras com métodos de apresentação geográfica na Alemanha em 2018, das quais descreveram 33 como "obras com mapas" e 16 como verdadeiros "atlas". "As obras diferem, entre outras coisas, no grupo-alvo pretendido. Verificou-se que a maioria das obras aqui consideradas se dirige a dois grupos: por um lado, o público em geral, como os leigos interessados, e, por outro, os multiplicadores, incluindo jornalistas e professores.

A menor proporção dos estudos encontrados centrou-se nos peritos, o que é evidente, por exemplo, na apresentação dos resultados." (Augustin et al., 2018, p. 630)

Não é apenas o número de atlas de cuidados que tem aumentado nos últimos anos, mas também a sua importância em termos do seu impacto na vida real. No já referido estudo sobre o Atlas da Variação dos Cuidados de Saúde do NHS, Schang et al. (2014) conseguiram mostrar até que ponto este influenciava os decisores regionais do sistema de saúde: analisaram 51 dos 151 PCTs do NHS na altura e verificaram que 28 deles utilizavam o atlas para tomar decisões de investimento ou de alocação de recursos. No entanto, os autores também apontam desafios para os atlas de cuidados: "Publicar um Atlas de Variação pode ter grande mérito em estimular a busca e compreensão das variações, mas pode não ser suficiente para alcançar um impacto na tomada de decisões sobre a alocação de recursos." (Schang et al., 2014, p. 84)

Para alcançar o impacto desejado, os criadores destes atlas tiveram de ultrapassar "obstáculos genéricos", tais como a disponibilidade limitada de dados e a sua falta de aceitação pelos decisores. No entanto, uma vez ultrapassados estes obstáculos, um atlas da saúde pode tornar-se um "abre-latas" para o planeamento estratégico dos sistemas de saúde regionais. E: "Podem também ajudar a comunicar problemas estratégicos aos clínicos". (Schang et al., 2014, p. 84). Dez anos mais tarde, na opinião do autor, o problema dos dados não é tanto a sua disponibilidade, mas sim a sua capacidade de ligação. No sistema de saúde, quase todos os grandes projectos se deparam, a dada altura, com um problema de interface. Este facto é igualmente assinalado pelos peritos entrevistados na parte empírica deste trabalho.

À medida que o número e a influência dos atlas aumentaram, tornou-se também necessário introduzir regras e diretrizes para esta abordagem de investigação. Na Alemanha, a diretriz "Boas Práticas Cartográficas nos Cuidados de Saúde" (GKPiG, Augustin et. al, 2017) está, portanto, em vigor desde 2017. Na opinião do autor, esta também deve ser seguida aquando da implementação de um atlas intersectorial dos cuidados de saúde no estado federal de Salzburgo numa data posterior, uma vez que os autores não pretendem limitar o conteúdo apenas à Alemanha: "Os destinatários destas recomendações são todas as pessoas que trabalham no sector dos cuidados de saúde, principalmente das disciplinas de medicina, epidemiologia, investigação de serviços de saúde, economia da saúde ou serviço público de saúde, que pretendem processar cartograficamente factos relacionados com a saúde e têm poucos conhecimentos geográficos ou cartográficos. As recomendações abrangem, em particular, o planeamento, a preparação e a criação de representações cartográficas no sector da saúde. O GKPiG não presta qualquer aconselhamento sobre a interpretação de mapas." (S. 8)

2.4 Concentrar-se nas diferenças indesejáveis

Como mostra o exemplo do Atlas de Dartmouth, os atlas médicos modernos já não podem passar sem o apoio de sistemas de geoinformática. De acordo com Thiften et al. (2017), as potenciais aplicações deste tipo de SIG podem ser divididas em três domínios:

1. Estudos e apresentações de doenças-ocológicas: A forma como as influências ambientais afectam o surto e a propagação de doenças é investigada e apresentada.

2. A apresentação de factores de risco: Estes podem ter causas sociais (por exemplo, estilo de vida ou comportamentos de saúde), mas também podem ser influenciados pelo ambiente (por exemplo, poluição do ar ou da água ou ruído).

3. Destacar as diferenças espaciais e sociais nos cuidados médicos.

Enquanto os dois primeiros pontos se inserem no domínio da epidemiologia, o terceiro domínio insere-se na investigação sobre os serviços de saúde. Relativamente à maioria dos exames e tratamentos, existem diferenças regionais nos cuidados de saúde. Na maioria dos casos, estas diferenças são justificadas e, muitas vezes, até desejadas. Por exemplo, se uma determinada doença ocorre com mais frequência numa região e, por conseguinte, são necessários mais exames e tratamentos nessa região do que noutras regiões. (Grote-Westrick, 2015). O trabalho de Wennberg centrou-se na identificação e posterior descrição de variações injustificadas. Definiu-as como "variações que não podem ser explicadas com base na doença, na evidência médica ou na preferência do doente". (Wennberg 2010, p. 4) "Essas variações injustificadas devem ser identificadas e minimizadas, não só para melhorar a qualidade, a equidade e a relação custo-eficácia do nosso sistema de saúde, mas também, e sobretudo, para evitar stress desnecessário, ansiedade e perigo para os doentes." (Grote-Westrick, 2015, p. 8)

Para melhor resumir as diferenças, Wennberg desenvolveu três categorias para a avaliação das estruturas e abordagens de cuidados. (Wennberg, 2010, Moen/Goodman, 2022)

- Cuidados efectivos (cuidados efectivos ou globalmente efectivos)
- Cuidados sensíveis às preferências (cuidados sensíveis às preferências)
- Cuidados sensíveis à oferta (cuidados sensíveis à oferta)

Estas categorias permitem igualmente classificar as causas das diferenças indesejadas: Os cuidados efectivos têm mais benefícios do que malefícios e produzem o resultado desejado (Klempe- rer/Robra, 2014). Como cuidados amplamente eficazes, devem estar disponíveis para quase 100 por cento da população-alvo. Neste domínio, incluem-se os programas de rastreio (Moen/Goodman, 2022) ou, na Áustria, os exames baseados no passe materno-infantil.

Os cuidados sensíveis às preferências descrevem os cuidados de saúde em que existem várias indicações ou tratamentos possíveis ou em que um resultado positivo está (ainda) mal documentado ou é controverso. Esta categoria pode ter efeitos maciços, mas também muitas causas: Por exemplo, as diferenças regionais nos tratamentos em hospitais ou em regiões remotas podem refletir opiniões pessoais ou os pontos fortes ou fracos dos médicos.

Categorias para a avaliação das estruturas e abordagens de cuidados

Cuidados efectivos (cuidados efectivos ou globalmente efectivos)	*b* Afecta apenas 1 5 a 25 por cento de todos os serviços de saúde. *b* Tem efeitos positivos para as pessoas afectadas. *b* Os cuidados proporcionam o resultado desejado para os doentes. *b* Como cuidados amplamente eficazes, estão disponíveis para quase 100 por cento da população-alvo - por exemplo, sob a forma de programas de rastreio.
Cuidados sensíveis às preferências (cuidados sensíveis às preferências)	*b* Afecta até 25 por cento de todos os tratamentos. *b)* Existem várias indicações e/ou tratamentos possíveis, ou *b* um resultado positivo é (ainda) pouco documentado ou controverso. *c* Pode também refletir opiniões pessoais ou os pontos fortes ou fracos dos médicos. *b* Os especialistas em cirurgia são particularmente "susceptíveis" a

	cuidados sensíveis às preferências.
	b Pode também refletir os desejos ou reservas culturais, sociais ou políticos dos doentes (por exemplo, rejeição da vacinação contra o coronavírus).
Cuidados sensíveis à oferta (cuidados sensíveis à oferta)	*b* Afecta 50 a 60 por cento de todos os serviços de saúde. *b* Depende de recursos como camas hospitalares gratuitas, cuidados intensivos ou especialistas disponíveis.

Tabela 1: *Categorias para a avaliação das estruturas e abordagens de cuidados - com base em Wennberg (2010), Klemperer/Robra (2014) e Moen/Goodman (2022).*

Os especialistas em cirurgia são particularmente susceptíveis a esta categoria de diferenças regionais. (Moen/Goodman, 2022). No entanto, isto também pode dever-se a desejos ou reservas dos doentes, cultural ou socialmente condicionados, relativamente a um método de tratamento (Klemperer/Robra, 2014). Estes desejos ou reservas por parte dos doentes podem ser condicionados socialmente, culturalmente, religiosamente ou mesmo politicamente, por exemplo. O facto de, durante a pandemia do coronavírus na Áustria, a população de comunidades ou vales inteiros não ter sido quase totalmente vacinada é, na opinião do

O autor fornece um exemplo recente particularmente vivo de cuidados sensíveis às preferências. As estimativas apontam para que até 25 por cento de todos os tratamentos se enquadrem nesta categoria. (Wennberg, 2010)

Os cuidados sensíveis à oferta referem-se a serviços médicos que dependem de recursos como camas de hospital gratuitas, especialistas disponíveis ou cuidados intensivos. Os especialistas em cirurgia, mas sobretudo as especialidades médicas de topo, são também particularmente vulneráveis neste domínio. Este domínio representa entre 50 e 60 por cento de todos os serviços de saúde (Moen/Goodman, 2022). E, na opinião do autor, a importância dos cuidados sensíveis à oferta é suscetível de aumentar ainda mais à medida que a medicina se torna cada vez mais especializada e tecnológica.

Assim, os cuidados efectivos descrevem o estado ideal, que, no entanto, abrange apenas entre 15 e 25% de todos os serviços e actividades de cuidados, enquanto os cuidados sensíveis às preferências e os cuidados sensíveis à oferta comportam um enorme "potencial" de diferenças regionais indesejáveis.

Em resumo: O objetivo dos atlas de cuidados de saúde é identificar diferenças indesejáveis (Wennberg/Gittelsohn, 1973; Wennberg, 2010, Augustin et al., 2018) nos cuidados de saúde e, assim, mostrar se há sobreutilização ou subutilização em diferentes especialidades ou regiões. Isto tem a ver com ética e justiça, por um lado, mas também com política e economia, por outro: a suboferta fornece pontos de ataque político, a sobreoferta mostra um possível potencial de poupança (Smith, 2011; Buhmann et al., 2018). Em contrapartida, os atlas epidemiológicos destinam-se a mostrar a distribuição regional de doenças ou sintomas, o que pode, naturalmente, ter influência no planeamento e na gestão dos cuidados. A este respeito, as fronteiras entre a epidemiologia e a investigação sobre os serviços de saúde estão a esbater-se.

3 exemplos de boas práticas para atlas médicos

Depois de definições importantes, de uma breve panorâmica histórica do estado da investigação sobre representações geográficas em medicina, da distinção entre atlas epidemiológicos e atlas de cuidados de saúde e da apresentação do objetivo dos atlas de cuidados de saúde, são agora apresentados três atlas de cuidados de saúde que têm sido repetidamente destacados de forma positiva na literatura (Smith, 2011; Mangiapane, 2014; Augustin et al., 2018; Koller et al, 2020) e que podem, portanto, ser vistos como exemplos de boas práticas. São elas:

• o Dartmouth Atlas of Health Care (TDI, 2023 - www.dart- mouthatlas.org) dos EUA,
• o atlas de cuidados de saúde do Instituto Central dos Médicos do Seguro de Doença na Alemanha (Zi, 2023 - www.versorgung- satlas.de) e
• o registo de cancro do estado federal alemão de Schleswig-Holstein (IKE, 2023 - www.krebsregister-sh.de).

3.1 O Atlas de Cuidados de Saúde de Dartmouth

Tal como descrito no capítulo anterior, o Dartmouth Atlas of Health Care foi publicado pela primeira vez em 1996 e revisto em 2007 para a então ainda jovem era da Internet. Os administradores do Dartmouth College, que foi fundado em Hanover, New Hampshire, em 1769 e é uma das universidades mais antigas dos EUA, constam da lista dos proprietários dos meios de comunicação social na impressão. A Geisel School of Medicine, fundada em 1797, é a escola de medicina do Dartmouth College segundo os padrões austríacos. Em 1988, John Wennberg fundou o Centre for the Evaluative Clinical Sciences (CECS) - atualmente o Dartmouth Institute for Health Policy and Clinical Practice - na Geisel School of Medicine, que é o patrocinador original do Dartmouth Atlas. Wennberg foi diretor deste instituto até à sua reforma em 2007. (TDI, 2023)

Quem estiver à espera de um conjunto de mapas claros, talvez até interactivos e constantemente actualizados, quando visitar pela primeira vez a página inicial www.dartmouthatlas.org, ficará desapontado. A página inicial é purista, mostrando um mapa apenas como fundo de uma caixa de conteúdo e não parece estar de todo actualizada, pois quando o autor a acede em outubro de 2023, a notícia indica que os dados de 2019 já estão disponíveis para descarregamento. Três caixas de conteúdo referem-se às secções "Research" (Investigação), "Explore" (Explorar) e "Understand" (Compreender). Em "Research" (Investigação), há referências extensas às fontes de dados e uma descrição igualmente pormenorizada do método de investigação. Em "Understand" (Compreender), os utilizadores são encaminhados para colecções de centenas de relatórios e artigos científicos (artigos de investigação), para os quais estão disponíveis funções de pesquisa.

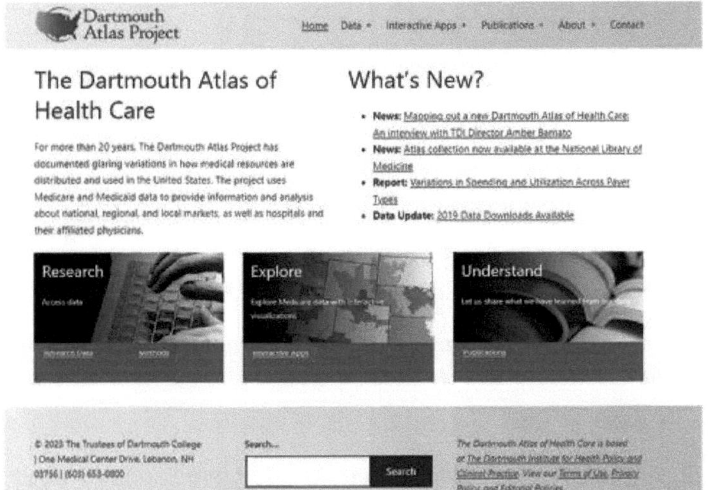

Figura 1: *Página inicial do Dartmouth Atlas of Health Care (https://www.dartmouthatlas.org) - acedido em 24 de outubro de 2023.*

Assim, o atlas é também constituído essencialmente pela sua vasta coleção de publicações científicas sobre vários temas médicos, que, embora todas elas contenham dados geográficos

Muitos deles, porém, não contêm um único mapa. Um atlas, no sentido da definição aqui utilizada, pode ser encontrado na secção "Explorar", que oferece "Aplicações interactivas" sobre vários tópicos - por exemplo, Cuidados no fim da vida, Cuidados oncológicos no fim da vida, COVID-19, Acesso aos cuidados primários, Alta cirúrgica... Na página inicial das aplicações interactivas, os utilizadores encontrarão um tutorial com diagramas e um vídeo do YouTube que explica como utilizar os cartões interactivos.

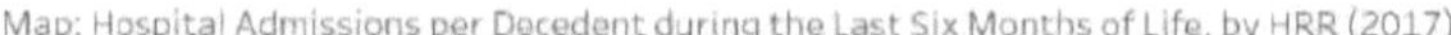

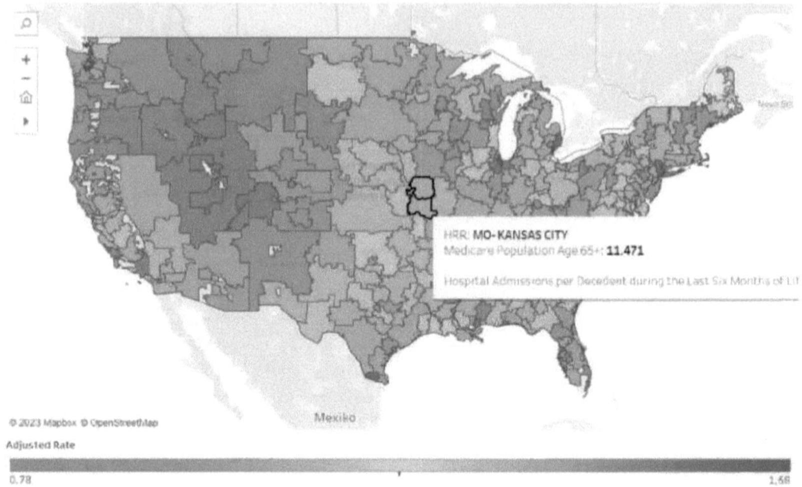

Figura 2: *Admissões hospitalares de doentes falecidos nos seus últimos seis meses de vida com o filtro Regiões de Referência Hospitalar (HRR; https://www.dartmouthatlas.org) - acedido em 24 de outubro de 2023.*

Cada cartão tem um texto introdutório que explica do que se trata e estabelece uma ligação com o tema geral do Atlas de Dartmouth: identificar diferenças indesejáveis nos cuidados de saúde. Relativamente à questão dos cuidados em fim de vida, diz: "A intensidade dos cuidados nos últimos seis meses de vida é um indicador da propensão para utilizar tecnologias que salvam vidas. A questão de saber se uma maior intervenção médica é melhor deve ser enquadrada em termos do potencial ganho de esperança de vida para as populações que vivem em regiões com maior intensidade de intervenção. A nossa investigação forneceu provas de que as populações que vivem em regiões com menor intensidade de cuidados nos últimos seis meses de vida não registaram taxas de mortalidade mais elevadas do que as que vivem em regiões com maior intensidade de cuidados." (TDI, 2023) Levando este resumo mais longe, isto significa que existe aparentemente um excesso de oferta de cuidados de fim de vida em determinadas regiões dos EUA, uma vez que a disponibilidade quantitativa do serviço não tem um impacto positivo no resultado desejado (esperança de vida) dos doentes.

Especificamente, neste exemplo, foi calculado o número de admissões hospitalares de pessoas falecidas nos últimos seis meses das suas vidas nos EUA. Estão disponíveis vários filtros/modelos para os mapas: Áreas de Serviço Hospitalar (HSA), Regiões de Referência Hospitalar (HRR), Condados e Estados. As HSAs e as HRRs são as áreas de influência de 3 436 hospitais locais e 306 supra-regionais. Estas duas categorias foram desenvolvidas pela equipa do Atlas de Dartmouth e publicadas na extensa secção de metodologia do Atlas. Os dados de cada unidade individual podem ser visualizados através de uma função de passar o rato. Os mapas são apresentados como mapas de calor e têm uma função de zoom. Neste exemplo, ao qual se acedeu no outono de 2023, os dados estão disponíveis para os anos de 2008 a 2017.

3.2 O atlas de cuidados do Instituto Central de Cuidados Médicos do Seguro de Doença Estatutário

Na Alemanha, o Zentralinstitut für die kassenarztliche Ver- sorgung (Zi) disponibiliza um atlas de cuidados de saúde, que pode ser consultado na página de acolhimento www.versorgungsatlas.de. Como editor, o Zi está registado na impressão como a organização responsável pelo conteúdo e proprietária da plataforma. A Zi foi fundada em 1973 como um instituto de investigação, tem sede em Berlim e tem a forma jurídica de uma fundação de direito civil. A fundação é financiada pelas associações estatais de médicos do seguro de saúde e pela Associação Nacional de Médicos do Seguro de Saúde. O atlas da saúde foi publicado pela primeira vez em 2011 e, ao contrário do Atlas de Dartmouth, foi concebido desde o início para a Internet.

Também aqui, a página inicial é surpreendente - não contém nem uma imagem grande nem um mapa, mas tem muito texto, com dois gráficos, cada um mostrando o contorno da Alemanha - um abraçado a um estetoscópio e o outro num globo terrestre segurado por um médico na mão direita. O objetivo do atlas e as fontes de dados são explicados de forma sucinta: "O Atlas dos Cuidados de Saúde é um serviço prestado pelo Instituto Central dos Médicos do Seguro de Saúde da República Federal da Alemanha (Zi) e oferece informações sobre cuidados médicos. O objetivo principal é analisar e identificar as diferenças regionais. As análises baseiam-se nos dados de faturação a nível nacional dos cuidados médicos acreditados pelo SHI na Alemanha.[11] (Zi, 2023)

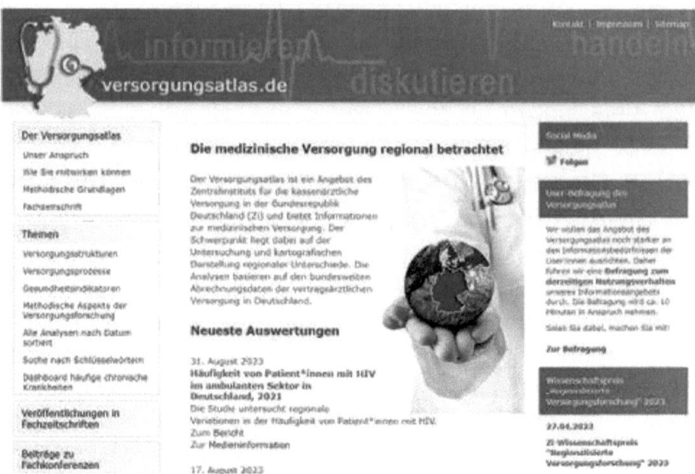

Figura 3: *A parte superior da página inicial do Zi Supply Atlas (www.versorgungsatlas.de) - acedido em 24 de outubro de 2023.*

Os tópicos mais importantes estão resumidos em caixas de conteúdo na página inicial: Em "O Atlas da Saúde" encontrará informações sobre a pretensão científica e a base metodológica. Os utilizadores são também convidados a participar. Os temas incluem estruturas e processos de cuidados de saúde, bem como indicadores de saúde. Há também um painel separado sobre doenças crónicas comuns e ligações para publicações científicas que foram produzidas no contexto do atlas.

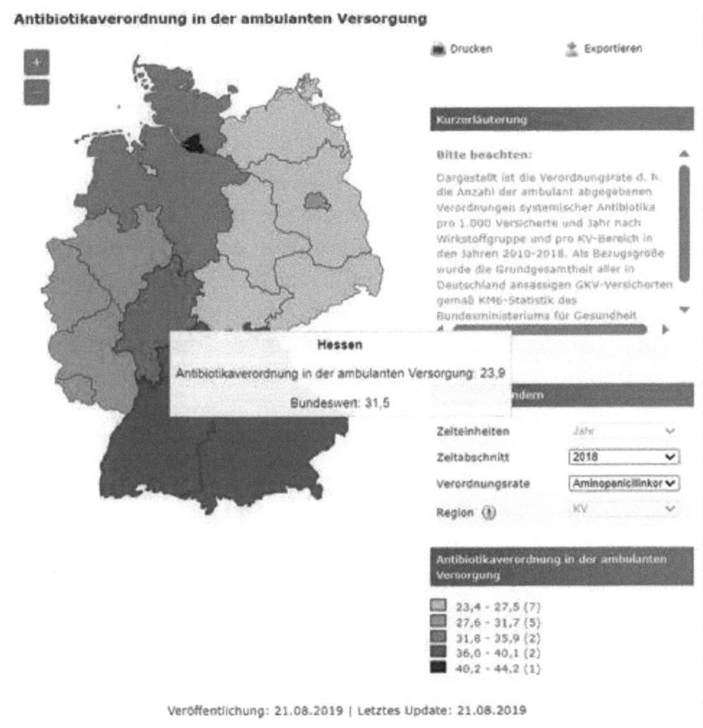

Figura 4: *Ilustração do número de prescrições de antibióticos em ambulatório por 1.000 segurados e por ano (www.versorgungsatlas.de) - acedido em 24 de outubro de 2023.*

Os mapas referem-se a tópicos e períodos de tempo claramente definidos - por exemplo, médicos contratados e psicoterapeutas contratados por 100.000 habitantes por grupo de especialistas e região para os anos de 2014 a 2018 (publicado em 13. 09. 2019), internistas especializados por 100.000 habitantes - relatório de base 2011 (publicado em 10 de março de 2011), desenvolvimento das prescrições de antibióticos em ambulatório numa comparação regional - relatório de base 2008 - a 2012 (publicado em 6 de outubro de 2014) ou tendências de incidência a nível nacional de doenças cardíacas diagnosticadas nos anos 2013 a 2021.

Os mapas são também concebidos como mapas de calor e são interactivos. Na maioria dos casos, apenas está disponível uma vista por estado federal - apenas a Renânia do Norte-Vestefália está subdividida nas regiões da Renânia do Norte e da Vestefália-Lippe - e, em alguns casos, uma vista ao nível das cidades e distritos independentes. Isto significa que a maioria dos resultados é apresentada a partir de uma "altitude de voo" relativamente elevada. Em alguns casos - por exemplo, o mapa sobre a utilização da vacinação contra a gripe entre pessoas com doenças crónicas de 2009 a 2019 - faltam os dados relativos a cada estado federal. No entanto, é possível acompanhar a evolução ao longo de vários anos. E no exemplo apresentado na Figura 4, os antibióticos prescritos estão divididos em dez categorias, o que fornece aos especialistas informações interessantes.

3.3 O Registo de Cancro de Schleswig-Holstein

O registo de cancro do estado federal mais setentrional da Alemanha é uma plataforma Web que foi publicada pela primeira vez em 2016 e contém uma extensa representação cartográfica. A publicação foi motivada pela obrigação legal de os estados federais criarem registos clínicos de cancro:

"Estes [registos clínicos de cancro] recolhem e analisam dados sobre a ocorrência, o tratamento e a evolução de todos os doentes com cancro tratados no respetivo Estado federal. Constituem assim a base para a garantia de qualidade e a investigação." (IKE, 2023)

Desde 2016, os médicos do estado federal são obrigados e, ao mesmo tempo, autorizados pela sua própria lei estadual, a Lei do Registo Oncológico de Schleswig-Holstein,

"comunicar ao Registo Oncológico de Schleswig-Holstein um cancro tratado ou investigado, incluindo os precursores e as fases iniciais, as neoplasias de comportamento incerto e desconhecido e os tumores benignos do sistema nervoso central". (IKE, 2023)

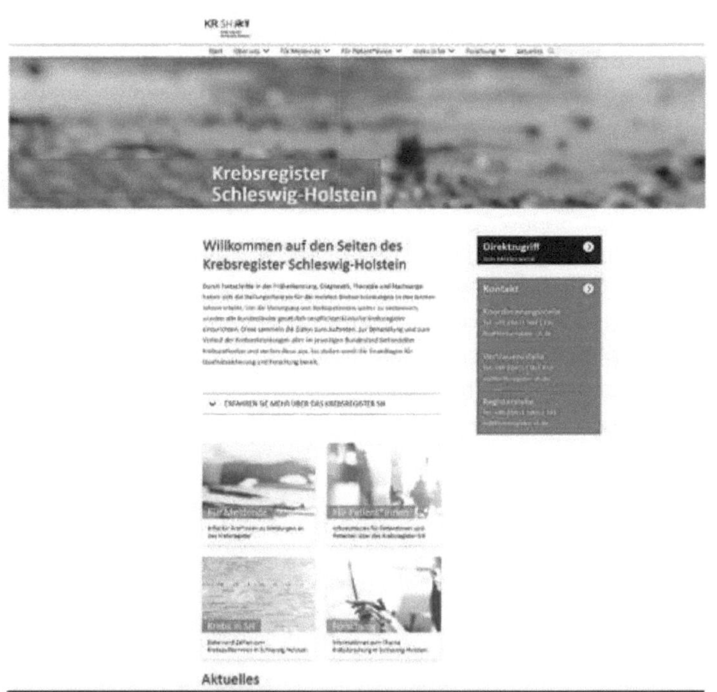

***Figura 5:** A parte superior da página inicial do Registo de Cancro de Schleswig-Holstein (www.krebsregister-sh.de) - acedido em 25 de outubro de 2023.*

A marca indica o Instituto de Epidemiologia do Cancro e.V. (IKE) da Universidade de Lubeck, que é uma fundação de direito público. A página inicial www.krebsregister-sh.de é visualmente caracterizada por uma fotografia de grande formato de uma praia de calhau rolado. Um breve texto informativo é seguido de caixas de conteúdo que conduzem às secções "Para os jornalistas", "Para os doentes", "Cancro no SH" e "Investigação". Estas secções podem também ser encontradas no menu principal, por cima da fotografia de destaque. As ligações para as notícias actuais sobre o Registo de Cancro de Schleswig-Holstein estão listadas abaixo. Embora o atlas só tenha sido publicado pela primeira vez em 2016, os dados remontam, em muitos casos, a 2006 e são actualizados anualmente.

Na secção "Investigação", são oferecidas à comunidade científica oportunidades de utilização dos dados. Além disso, é feita referência aos nossos próprios projectos de investigação em curso e aos projectos internacionais em que o Registo de Cancro de Schleswig-Holstein está envolvido ou que apoia. Há também uma lista clara das publicações científicas que foram escritas sobre o registo de cancro, categorizadas por ano. Na secção "Para os doentes", é também oferecida aos doentes a possibilidade de participarem em projectos de investigação (estudos clínicos) - uma folha informativa para descarregar informa os doentes sobre os seus direitos.

A secção central é o relatório interativo, que se caracteriza por muitos quadros, gráficos e mapas. Apresenta dados e análises sobre os 28 cancros mais comuns. "Os dados gerais são apresentados com uma panorâmica da incidência e da mortalidade, a distribuição etária da incidência e da mortalidade, a incidência e a mortalidade ao longo do tempo e em comparação com os números da Alemanha no seu conjunto. Além disso, é apresentada a prevalência por idade, a sobrevivência absoluta e relativa por género e estádio do tumor, bem como informações sobre alguns parâmetros clínicos, como a histologia, a localização, o tamanho do tumor, a classificação, etc." (IKE, 2023)

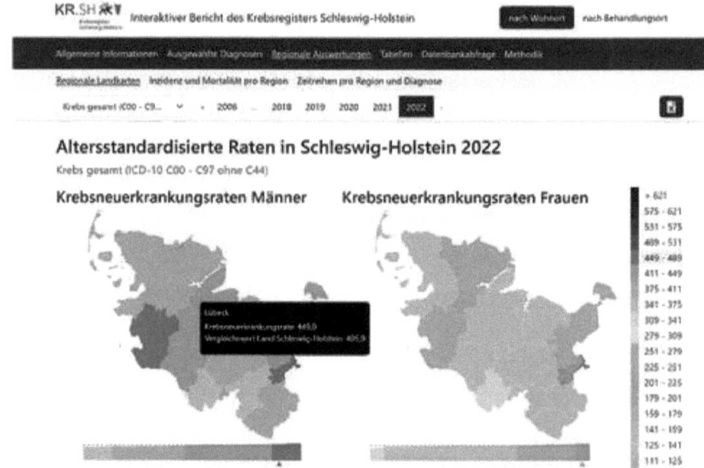

Figura 6: *Ilustração das novas taxas de incidência de cancro em mulheres e homens em Schleswig-Holstein para 2022 (www.krebsregister-sh.de) - acedido em 25 de outubro de 2023.*

Os mapas podem ser encontrados em "análises regionais" e são apresentados ao nível dos onze distritos administrativos e das quatro cidades independentes. São também apresentados como mapas de calor neste atlas. Uma função de passagem do rato permite visualizar rapidamente os dados relativos aos distritos e às cidades independentes. Uma vez que os mapas foram criados a partir de 2006, é também possível visualizar a evolução da incidência do cancro.

Os três exemplos de boas práticas apresentados são retomados no debate. Com base nos resultados da literatura e nos exemplos, será elaborada uma lista de controlo para um bom sistema de cuidados.

4 Comentários metodológicos e conceção do estudo

4.1 Os pontos fortes da investigação qualitativa e Entrevistas em relatórios sobre saúde

Após a preparação dos fundamentos teóricos dos atlas médicos em geral e dos atlas de cuidados de saúde em particular, a parte empírica desta tese de mestrado está agora preocupada em desenvolver os fundamentos relacionados com o conteúdo de um atlas regional e intersectorial de cuidados de saúde para um estado federal austríaco. Como mencionado no início, a questão central da investigação é: **Como deve ser estruturado um atlas regional e intersectorial da prestação de cuidados de saúde para um estado federal austríaco e que oportunidades e desafios surgem da sua implementação?** Como mencionado várias vezes, o autor examina esta questão usando o estado federal de Salzburgo como exemplo.

Para responder a esta questão, optou por uma abordagem qualitativa. Kelle/Tempel (2020) salientam que a investigação qualitativa não é apenas adequada para as ciências sociais, mas especialmente para a área da informação sobre saúde - na opinião do autor, um atlas intersectorial de cuidados de saúde para o estado federal de Salzburgo insere-se claramente na área da informação sobre saúde. Ao contrário da investigação quantitativa, a investigação qualitativa não tem como objetivo testar hipóteses formuladas com precisão para ver se estas podem descrever com exatidão as relações e, assim, prever os resultados. A investigação qualitativa deve retratar a realidade e, assim, ajudar a fazer previsões. No início do processo de investigação, as categorias são desenvolvidas com base em pressupostos teóricos gerais, para os quais os dados são depois recolhidos.

"Os dados não são recolhidos de forma normalizada através de instrumentos de medição especiais, mas através de "procedimentos abertos", cujos resultados são dados de texto menos estruturados (como conversas escritas, protocolos de observação pessoal), imagens ou registos de vídeo. são. Estes dados não são analisados através de métodos estatísticos, mas através de procedimentos *interpretativos* e *de formação de categorias* com o objetivo de identificar padrões abrangentes." (Kelle/Tempel, 2020, p. 1127 - ênfase no original)

Para o dizer na linguagem da medicina: A investigação qualitativa pode ser comparada ao historial médico recolhido por um médico. A partir da anamnese, são deduzidos um ou mais diagnósticos possíveis, a partir dos quais são depois deduzidas as indicações e as opções terapêuticas. Os investigadores que utilizam métodos qualitativos retiram uma ou mais hipóteses dos seus dados, cujo significado pode depois ser investigado através de métodos quantitativos.

As entrevistas são um método de investigação qualitativa frequentemente utilizado. O autor também decidiu realizar entrevistas com peritos e está em boa companhia: "As entrevistas com peritos são utilizadas numa grande variedade de domínios de investigação, muitas vezes como parte de uma combinação de métodos, mas também como um método independente" (Meuser/Nagel, 1991, p. 441)

As entrevistas a peritos não consistem em apresentar à pessoa as suas orientações e atitudes no seu ambiente de vida, mas sim: "O contexto em questão é um contexto organizacional ou institucional que não é idêntico ao contexto de vida das pessoas que nele actuam e no qual estas representam apenas um 'fator' ... O facto de alguém ser tratado como perito depende, em primeiro lugar, do respetivo interesse de investigação. O estatuto de perito é um estatuto relacional. O estatuto de perito é, em certo sentido, conferido pelo investigador, limitado a uma questão de investigação específica." (Meuser/Nagel, 1991, pp. 442-443)

O autor realizou entrevistas com os "seus" peritos utilizando uma diretriz aberta, tal como recomendado por Meuser/Nagel:

"Nos nossos estudos, trabalhámos com orientações abertas, o que nos parece ser a solução tecnicamente limpa para a questão de como recolher dados. Uma entrevista orientada por diretrizes faz justiça tanto ao interesse tematicamente limitado do investigador pelo perito como ao estatuto de perito do entrevistado ... "Mesmo que isto possa parecer paradoxal, é precisamente a diretriz que garante a abertura do processo de entrevista. Ao trabalhar com as diretrizes, o investigador familiariza-se com os temas a abordar, o que constitui a base para uma condução "descontraída" e não burocrática da entrevista." (Meuser Nagel, 1991. p. 448). Kelle/Tempel (2020) também apontam as vantagens das entrevistas qualitativas guiadas. Estas caracterizam-se por uma abertura que permite aos entrevistados desenvolverem as suas próprias percepções e perspectivas durante a entrevista.

4.2 Conceção do estudo

Os métodos de investigação qualitativa consomem muito tempo. As entrevistas demoram muito mais tempo do que responder a um questionário, por exemplo, e a sua análise também requer muito mais tempo. (Kelle/Tempel, 2020) Por conseguinte, só pode ser efectuado um número limitado de entrevistas no âmbito do trabalho de investigação qualitativa. No entanto, a generalização no sentido estatístico de representatividade também não é o objetivo da investigação qualitativa. No entanto, ao selecionar os parceiros de entrevista, deve ter-se o cuidado de garantir que são abrangidos o maior número possível de aspectos da área de investigação e que existe uma distribuição equilibrada de géneros - naturalmente, apenas se o tema o permitir. Por exemplo, num estudo qualitativo sobre o tema da pressão psicológica a que as mulheres grávidas se sentem expostas, entrevistar homens não parece fazer muito sentido. Especificamente, o autor foi guiado pelas seguintes considerações:

* Serão entrevistadas as partes interessadas do sistema regional de saúde de Salzburgo, bem como
* outros peritos do sistema regional de saúde de Salzburgo e da investigação.
* Ao mesmo tempo, tanto a distribuição por género como a
* ter em conta os diferentes domínios de atividade do sistema de saúde institucionalizado.

O autor escolheu oito entrevistas com pessoas que tinham as seguintes filiações:

* **Entrevista 1, hospital:** Decisor do sector intramuros. É o maior e, de longe, o mais dispendioso sector do sistema de saúde.
* **Entrevista 2, administração:** decisor da administração da saúde.
* **Entrevista 3, segurança social:** decisor do domínio dos financiadores de cuidados médicos. Especificamente, procurou-se uma pessoa do domínio da segurança social para que este domínio fosse igualmente abrangido.
* **Entrevista 4, médico acreditado pelo SHI:** Representante dos médicos do sector privado com contrato de seguro de doença. Os proprietários de seguros privados foram deliberadamente excluídos. Embora os consultórios privados tenham atualmente uma influência na prestação de cuidados de saúde que não deve ser subestimada, não estão ligados ao sistema público de saúde, nem institucionalmente nem em termos de tecnologia de dados, da mesma forma que os consultórios com contratos de seguro de saúde.
* **Entrevista 5, Enfermagem:** Representante da profissão de enfermeiro. A enfermagem é de longe o maior grupo profissional do sistema de saúde. Procurou-se aqui uma pessoa do sector extramuros. Embora o número de prestadores de cuidados no sector intramuros seja superior ao do sector extramuros, a pessoa da entrevista 1 já é um representante do sector intramuros.
* **Entrevista 6, Farmácia:** Representante da assistência farmacêutica. Na opinião do autor, é frequente prestar pouca atenção a este aspeto quando se trata de questões de abastecimento. Especificamente, o autor procurou o proprietário de uma farmácia, uma vez que este tem a melhor visão geral da situação de abastecimento.
* **Entrevista 7, representantes dos doentes:** Representante dos interesses dos doentes,
* **Entrevista 8, Investigação:** Representante da investigação.

As entrevistas são citadas na secção de resultados com a designação acima referida. Aquando da elaboração do desenho do estudo, o autor partiu do princípio de que o número de oito entrevistas seria suficiente para atingir a saturação teórica necessária (Merkens, 2009). O processo de investigação mostrou que este pressuposto estava correto.

O autor iniciou as entrevistas com oito categorias que tinham sido dedutivamente criadas com antecedência, de acordo com Kuckartz (2016). Estas categorias foram também as pedras angulares do guião da entrevista, que se encontra em anexo. A sua ordem não implicava qualquer julgamento, mas seguia um fluxo lógico de conversação. No início da entrevista, os entrevistados foram informados de que os possíveis fundamentos, conteúdos e desafios para um atlas regional e intersectorial da prestação de cuidados de saúde seriam desenvolvidos com base no exemplo do estado federal de Salzburgo. Por este motivo, no decurso da discussão, apenas foi mencionado um atlas regional para Salzburgo.

- **Utilidade:** Qual a utilidade geral de um atlas regional e intersectorial da prestação de cuidados de saúde no estado federal de Salzburgo? Que objetivo poderia cumprir numa perspetiva de meta-nível?
- **Âmbito do conteúdo:** Um Atlas da Saúde de Salzburgo intersectorial deve servir apenas para a investigação dos serviços de saúde ou deve também abranger temas epidemiológicos ou responder a perguntas?
- **Grupos-alvo:** Que grupos-alvo devem ser visados?
- **Forma de realização:** Um atlas deste tipo deve ser concebido como um relatório escrito ou digitalmente ou digital e interactivamente? Deverá ser desenvolvido passo a passo - com uma base no início e outros módulos em etapas subsequentes?
- **Conteúdos para o lançamento (indispensáveis):** Que conteúdos ou funcionalidades deve um atlas deste género oferecer no arranque?
- **Possíveis conteúdos adicionais (a ter em conta):** Que conteúdos ou funcionalidades devem ou podem ser implementados no decurso das etapas seguintes.
- **Critérios de exclusão (no-gos):** Que conteúdos ou funcionalidades é que um atlas deste tipo não pode oferecer ou talvez não deva mesmo oferecer?
- **Obstáculos:** Quais os principais obstáculos ou desafios que poderão surgir durante a implementação?

5 Resultados: Contributos dos peritos Especialistas num atlas de cuidados intersectoriais para Salzburgo

Para este estudo, o autor realizou um total de oito entrevistas com peritos do sistema regional de saúde da província de Salzburgo - quatro mulheres e quatro homens foram entrevistados entre novembro de 2023 e janeiro de 2024. Todas as conversas decorreram cara a cara - o autor fez gravações áudio e transcreveu as entrevistas posteriormente. As entrevistas foram analisadas com base numa análise de conteúdo qualitativa de acordo com Mayring (2015); o sistema de categorização baseia-se em Kuckartz (2016). As transcrições e as folhas de codificação estão à disposição do autor durante sete anos a partir da data de publicação e podem ser consultadas mediante pedido. A análise resultou nas seguintes oito categorias principais com até quatro subcategorias:

- **Categoria 1: "Sentido e objetivo"** - com as subcategorias "Importância para a sociedade, o sistema de saúde e a ciência" e "Objectivos a atingir".
- **Categoria 2: "Conteúdo"** - com as subcategorias "Âmbito do conteúdo" e "Projectos a incluir".
- **Categoria 3: "Grupos-alvo".**
- **Categoria 4: "Forma de implementação"** - com as subcategorias "Tecnologia" e "Organização".
- **Categoria 5: "Material indispensável para começar"** - com as subcategorias "Jurídico e organizacional", "Conteúdo ou função" e "Tecnologia".
- **Categoria 6: "O que é bom ter para continuar a funcionar"** - com as subcategorias "Conteúdo", "Tecnologia" e "Medidas de apoio".
- **Categoria 7: "No-Gos".**
- **Categoria 8: "Obstáculos"** - com as subcategorias "Jurídica e sistémica", "Nível do projeto", "Dados" e "Grupos-alvo não atingidos ou representados".

Os contributos parafraseados (Mayring, 2015) dos peritos sobre estas categorias principais e subcategorias são apresentados ponto por ponto abaixo e discutidos e avaliados no capítulo seguinte. Nos apêndices desta tese, encontra-se uma tabela com os contributos parafraseados.

5.1 Categoria 1: "Sentido e objetivo"

Categoria de resultados 1: "Sentido e objetivo"

Importância para a sociedade, o sistema de saúde e a ciência	S Atlas fornece novos conhecimentos. O Atlas S descobre um tesouro de dados não utilizado anteriormente. S Atlas apresenta o sistema de saúde sem tabus. e Atlas ajuda a fazer perguntas e a responder a perguntas. U Atlas apoia o trabalho em rede no sistema de saúde. Γ Atlas é um guia para especialistas e cidadãos competentes em matéria de

	saúde. O Atlas ajuda a gerir os fluxos de doentes. O Atlas ajuda a manter as pessoas no sistema de saúde em cuidados básicos durante o máximo de tempo possível, aliviando assim a carga sobre as clínicas de ambulatório. *S* Atlas contribui para o melhor resultado possível com o menor esforço possível.
Objectivos alcançados	O Atlas *S* fornece às partes interessadas e à população uma visão geral das estruturas de cuidados. *S* Atlas identifica a escassez de oferta e a sub ou sobreoferta. *S* Atlas tem em conta a evolução prevista da população. *S* Atlas é a base para o planeamento prospetivo das estruturas de abastecimento e dos recursos necessários. *S* Atlas contribui para uma distribuição equitativa dos serviços entre os parceiros do sistema. *S* Atlas permite avaliar as decisões relativas às estruturas de aprovisionamento. O Atlas *S* apresenta as estruturas de cuidados necessárias, actuais e futuras, para as doenças comuns ("doenças generalizadas"). *S* Atlas oferece aos pacientes várias opções.

Quadro 2: *Resultados da categoria 1: "Sentido e objetivo"*

Esta categoria corresponde essencialmente à fase 2 do guião de entrevista. O objetivo do autor era verificar se os peritos consideram, de um modo geral, que um atlas regional e intersectorial dos cuidados de saúde é útil, qual o "significado mais profundo" que um atlas deste tipo tem, na sua opinião, e quais os meta-objectivos que deve perseguir e alcançar.

5.1.1 Importância para a sociedade, o sistema de saúde e a ciência

Os parceiros entrevistados foram unânimes na opinião de que deveria ser implementado um atlas regional e intersectorial para a província de Salzburgo. É visto como um meio adequado para apresentar o sistema de saúde regional de forma clara e rápida. A este respeito, os peritos identificam atualmente défices "porque há muito poucos dados disponíveis sobre o estado da saúde e o que tem de ser feito" (entrevista 6, farmácia, 6-7). "É preciso uma base de dados adequada e fiável e a veracidade dos dados." (Entrevista 2, administração, 7). Neste sentido, um atlas regional da saúde e dos cuidados poderia fornecer novos conhecimentos.

Os peritos sublinham que, embora existam muitos dados disponíveis sobre o sistema de saúde (regional), estes dados não estão atualmente ligados entre si. (Entrevista 2, Administração, 155-157). O tratamento geográfico dos dados de saúde ajudaria a descobrir este tesouro de dados não utilizado, uma vez que "é possível reconhecer muita coisa através de tais representações que não se consegue ver apenas através de tabelas e colecções de dados". (Entrevista 8, Investigação, 64-65). Neste sentido, um atlas regional e intersectorial da prestação de cuidados de saúde é também visto como uma "ferramenta muito inovadora" que "deveria estar [disponível] para além de todas as [outras] possibilidades actuais no Estado federal" (Entrevista 7, representantes dos doentes, 6-7). Este atlas também poderia ser o projeto-piloto para uma solução posterior a nível nacional. E poderia servir como fonte de dados para sustentar as próprias posições nas negociações com o governo federal: os interesses de Salzburgo poderiam ser mais bem representados "se soubermos onde o sapato aperta no nosso próprio estado, onde estão as necessidades". (Entrevista 2, Administração, 20-22).

Um atlas regional de cuidados de saúde também faz sentido porque poderia apoiar um melhor trabalho em rede entre as partes interessadas, os prestadores e os trabalhadores do sistema de saúde: "A minha ideia é que melhora a cooperação e o trabalho em rede." (Entrevista 4, médico do painel, 10). O atlas poderia também servir de guia através do sistema de cuidados de saúde, tanto para os especialistas como para os doentes e, neste sentido, contribuir para o avanço da literacia em saúde em geral (entrevista 5, enfermagem, 289-293).

Os peritos consideram igualmente útil um atlas regional e intersectorial dos cuidados médicos, à luz do debate sobre os serviços ambulatórios hospitalares completos. A esperança associada a um tal atlas é que ele possa contribuir para "manter o maior número possível de pessoas ao nível das bases" (Entrevista 3, segurança social, 176) e, assim, aliviar a carga sobre os ambulatórios. O atlas pode também contribuir para que "eu consiga o melhor para o doente com o menor esforço possível" (Entrevista 4, médico acreditado pelo SHI, 12-13). No entanto, para que isso seja possível, o atlas deve iluminar todos os sectores "de forma suficiente e incessante" (entrevista 3, segurança social, 5).

5.1.2 Objectivos prosseguidos

Ao meta-nível, os peritos citam dois objectivos e aspectos principais: Em primeiro lugar, um atlas de cuidados regional e intersectorial deve fornecer ao público em geral e aos especialistas uma visão geral da estrutura de cuidados, acessível através de tecnologia comum e, portanto, de baixo limiar (entrevista 2, administração, 61-53; entrevista 7, representantes dos doentes, 193-216; entrevista 4, médico do painel, 22-27; entrevista 5, enfermagem, 14-16). Isto permitiu-lhe sensibilizar os doentes para as opções de tratamento que lhes são oferecidas. (Entrevista 4, médico acreditado pelo SHI, 47-60).

Em segundo lugar, deve estar disponível como um instrumento de planeamento para os políticos, a administração dos cuidados de saúde e a gestão dos prestadores de cuidados de saúde. Por conseguinte, deve também identificar as actuais lacunas nos cuidados de saúde e qualquer excesso de oferta e ter em conta a evolução prevista da população. Pode também ajudar a "distribuir a atividade de prestação de serviços entre os parceiros do sistema ... ... de acordo com as possibilidades de capacidade" (Entrevista 2, administração, 38-39) e a definir prioridades. O aspeto do planeamento prospetivo necessário foi salientado por vários parceiros entrevistados - por exemplo, na Entrevista 1, Hospital (5-8): "A história das últimas muitas, muitas décadas ensinou-nos que o que foi feito no passado pode ter servido para o passado, mas devemos finalmente ter uma visão de longo prazo e não fazer um RSG [Plano Estrutural Regional de Saúde] no espelho retrovisor."

No que diz respeito ao planeamento prospetivo como um significado mais profundo, também foi mencionado que o atlas poderia fornecer informações importantes "para tomar as medidas certas" (entrevista 2, administração, 59) ou para identificar medidas planeadas ou previstas como não adequadas ou não úteis e, assim, evitá-las. Para tal, é necessária uma "visão comum com os parceiros do sistema" (entrevista 2, administração, 60). Além disso, um atlas regional e intersectorial da prestação de cuidados de saúde ajudaria também a avaliar as decisões tomadas sobre as estruturas de cuidados. "Controlo e planeamento. E, na verdade, num ciclo de gestão, o que significa que eu monto o atlas, tiro as minhas conclusões, certifico-me de que chego às conclusões e, depois de as ter tirado, vejo se os cuidados são os que eu quero que sejam." (Entrevista 3, segurança social, 36-39).

Uma vez que um atlas regional e intersectorial de cuidados de saúde também deve ter em conta a evolução prevista da população, foi possível deduzir quais os padrões de doença - neste contexto, foi utilizada a palavra "doenças generalizadas" (Entrevista 2, administração, 54; Entrevista 8, investigação, 68) - com que o sistema de saúde será cada vez mais confrontado no futuro e quais as estruturas que devem ser criadas ou mantidas para o futuro.

5.2 Categoria 2: "Conteúdo

Categoria de resultados 2: "Conteúdo

| Âmbito de aplicação do In ha Its | O atlas descreve as estruturas intramuros e extramuros até ao nível municipal.
O Atlas abrange os cuidados agudos e de longa duração, bem como a prevenção e os cuidados posteriores (centros de reabilitação).
O Atlas mostra quais as doenças que são de esperar em cada grupo etário.
e O Atlas mostra se os tratamentos estão a ser efectuados atempadamente.
O atlas está dividido em secções para especialistas e leigos.
(doentes do sexo masculino e feminino).
A S Atlas também oferece opções de contacto para as estruturas registadas. |
| Projectos a incluir | *S* Previsão da população das estatísticas do Estado.
Estudo *S* "Paracelsus 10.000".
J ELGA
Inquérito *S* SALK sobre as tendências demográficas e as taxas de hospitalização. |

Quadro 3: Resultados da categoria 2: "Conteúdos".

Esta categoria reflecte essencialmente a fase 3 das orientações da entrevista. O objetivo do autor era determinar o âmbito do conteúdo que um atlas de abastecimento regional e intersectorial deveria ter. A subcategoria "Projectos a incluir" surgiu durante a avaliação das entrevistas.

5.2.1 Âmbito de aplicação do conteúdo

Com uma exceção (entrevista 1, hospital), existe consenso entre os peritos quanto ao facto de um atlas deste tipo dever representar na íntegra as estruturas de cuidados intramuros e extramuros. "Seria realmente muito bom para ambas as áreas, intramuros e extramuros, se houvesse uma visão geral: O que é que está disponível onde?" (Entrevista 5, Pflege, 6-8) A apresentação deveria ser feita ao nível das 119 cidades e municípios da província de Salzburgo. "Para mim, o município seria a unidade num tal atlas de cuidados - o distrito seria muito, muito grosseiro." (Entrevista 8, Investigação, 40-41). Além disso, de acordo com alguns peritos, devem ser tidas em conta não só as instalações de cuidados agudos, mas também as de cuidados prévios e posteriores (por exemplo, instalações de reabilitação). No entanto, ainda não foi perguntado se estas representações já deveriam ser incluídas no primeiro arranque de um sistema deste tipo. Para todas as instalações, os dados de contacto das estruturas ou instalações registadas também devem estar disponíveis no atlas.

Tal como já foi descrito na categoria 1 "Objetivo", o atlas não deve apenas representar as estruturas existentes, mas também servir como instrumento de planeamento, controlo e avaliação. Por isso, alguns peritos sugeriram dividir o atlas em secções para peritos e leigos ou doentes: "Deveria haver duas secções ... Cada um tem uma perspetiva diferente, é claro, e isso deve ser mantido separado". (Entrevista 7, representantes dos doentes, 10-12).

Para a área do controlo/planeamento/avaliação, um atlas regional e intersectorial deve também mostrar quais os padrões de doença que ocorrem mais frequentemente em cada grupo etário ou que são de esperar no futuro. Também neste caso, ainda não foi determinado se esta funcionalidade deverá estar disponível aquando da primeira entrada em funcionamento. Além disso, o aspeto dos cuidados atempados foi abordado no âmbito da avaliação: "É emocionante dizer que estou a ser submetido a uma cirurgia pancreática da melhor qualidade para um carcinoma do pâncreas. Mas se não for operado durante mais um ano, estarei morto devido a metástases", foi a forma incisiva como o representante da segurança social o disse. (Entrevista 3, segurança social 71-73).

5.2.2 Projectos a incluir

Neste caso, foram especificamente mencionadas as análises das estatísticas do Estado de Salzburgo sobre a estrutura populacional atual e prevista do Estado. Isto permitiria ou proporcionaria "procedimentos de previsão e, portanto, de planeamento", bem como "melhores dados para a prevenção" (Entrevista 8, Investigação, 35-37). Os dados para este efeito estão disponíveis até ao nível municipal e, no caso da cidade de Salzburgo, até ao nível distrital (Entrevista 8, Investigação, 40-43) e provavelmente também foram disponibilizados pelo Estado de Salzburgo para um atlas regional e intersectorial da oferta.

Dois dos peritos (entrevista 1, hospital, 43-50; entrevista 3, segurança social, 182-190) indicaram o estudo "Paracelsus 10.000" como o projeto central a incluir. Este é atualmente o maior estudo epidemiológico na Áustria e é apoiado pelo Hospital Universitário de Salzburgo. O objetivo é "analisar cientificamente o estado de saúde da população de Salzburgo a um nível elevado. Desta forma, as doenças podem ser associadas à idade, origem e outros dados demográficos. Estes resultados ajudam a compreender melhor e a prevenir as doenças mais comuns e as suas origens". (SALK, 2023).

Foi incluída no estudo uma amostra aleatória e representativa de 10 000 pessoas de Salzburgo com idades compreendidas entre os 40 e os 69 anos. A primeira parte foi concluída em março de 2020 com o exame da 10 000.ª pessoa testada. Na segunda parte do estudo, todas as pessoas testadas serão convidadas para exames de acompanhamento. Estes terão lugar em cinco

anos após a primeira fase do estudo. "O estudo Paracelsus 10.000 permite obter resultados muito bons e válidos sobre a evolução do estado de saúde da população de Salzburgo". (Entrevista 1, hospital, 47-49)

Foi também necessário coordenar com o ELGA um atlas regional e intersectorial das estruturas de cuidados, uma vez que o portal de saúde eletrónico já recolhe e fornece muitos dados. (Entrevista 2, administração, 149-151). Outro projeto a incluir foi um estudo do Hospital Universitário de Salzburgo, que analisou os efeitos da evolução demográfica na frequência dos internamentos hospitalares no campus da Clínica Christian Doppler. Em resumo, os números mostram que, no que respeita aos tratamentos neurológicos, neurocirúrgicos e psiquiátricos, é de esperar um aumento das hospitalizações a partir dos 45 anos e depois a partir dos 75 anos. (Entrevista 1, hospital, 69-73).

5.3 Categoria 3: "Grupos-alvo

Categoria de resultados 3: "Grupos-alvo"

Os principais grupos-alvo são os decisores das partes interessadas do sistema de saúde e os doentes.

No entanto, os dados são acessíveis a todas as pessoas interessadas (peritos e leigos).

***Quadro 4**: Resultados da categoria 3: "Grupos-alvo".*

Esta categoria reflecte essencialmente a fase 4 das diretrizes de entrevista. Nesta fase, o autor quis determinar a que grupos de pessoas se deve dirigir um atlas regional e intersectorial de cuidados e que pessoas ou grupos o devem utilizar. Existe um amplo consenso entre os peritos de que o atlas deve ser dirigido a dois grupos-alvo centrais: 1. decisores das partes interessadas no sistema de saúde, bem como profissionais do sector da saúde.

o sistema de saúde; 2. os doentes. "Penso que está relativamente dividido: Um é o pedido do doente, o outro é para a política, para o planeamento."

(Entrevista 6, Farmácia, 135136) Embora não tenha sido especificamente mencionado nas entrevistas, o autor assume que os doentes também se referem aos pais de crianças e adolescentes, bem como aos representantes ou cuidadores adultos de pessoas com deficiência. Para além dos médicos e dos cuidadores, o termo "pessoal especializado" inclui também profissões terapêuticas como a fisioterapia, a terapia ocupacional, a psicoterapia e a terapia da fala. (Entrevista 4, médico acreditado pelo SHI, 39-46). Para alguns peritos, é igualmente importante referir que os dados devem ser acessíveis a todas as pessoas interessadas, tanto especialistas como leigos. "Não consigo imaginar um sistema de exclusão porque não seria coerente. Toda a gente tem acesso aos dados se os quiser." (Entrevista 3, segurança social, 144-147)

5.4 Categoria 4: "Forma de realização"

Categoria de resultados 4: "Forma de realização"	
Tecnologia	✓ *O Atlas é uma plataforma digital e interactiva com representações cartográficas.* ✓ *Atlas distingue entre os grupos-alvo das partes interessadas e dos pacientes.* ✓ *Relatórios e artigos científicos sobre temas específicos complementam o Atlas.* ✓ *Os resultados estão disponíveis para descarregamento e impressão.*
Organização	✓ *O promotor é uma instituição pública ou científica.* ✓ *O financiamento é assegurado por fundos públicos.* ✓ *A Atlas dispõe de recursos humanos e financeiros fixos.* ✓ *O Atlas começa com um conteúdo limitado e é depois alargado.* ✓ *A equipa de Correcções está constantemente a recolher feedback, a expandir, a atualizar e a manter o Atlas.*

Quadro 5: Resultados da categoria 4: "Forma de realização"

Esta categoria abrange a fase 5 do guião de entrevista. O objetivo do autor era verificar como é que os peritos encaravam a implementação em termos gerais - as subcategorias "Tecnologia" e "Organização" surgiram durante a avaliação das entrevistas.

5.4.1 Tecnologia

Foi consensual entre os parceiros entrevistados que a implementação de um atlas regional e intersectorial de cuidados de saúde deve ser definitivamente digital: "O atlas também precisa de ser atualizado e mantido atualizado". (Entrevista 4, médico acreditado pelo SHI, 78-79) No entanto, foi também manifestado o desejo de disponibilizar opções de impressão. O tato era "mais agradável em certas áreas" (entrevista 8, investigação, 112). É necessário ter em conta, nomeadamente, as pessoas mais idosas: "Pessoalmente, continuo a ser uma pessoa que gostaria de ter uma versão impressa. Gostava de o ter [o resultado] em cima da mesa. Também posso querer tomar nota." (Entrevista 7, representantes dos doentes, 61-63) A possibilidade de descarregar funções é também considerada necessária.

Os peritos são também unanimemente da opinião de que deve ser uma plataforma em linha tão interactiva quanto possível, com a correspondente facilidade de utilização, devendo haver representações cartográficas, bem como listas tabulares e relatórios suplementares - ver também a categoria seguinte.

Também aqui se fez referência às diferentes necessidades dos dois principais grupos-alvo: Especialistas e doentes. Para os peritos, deveriam estar disponíveis números, dados e factos mais aprofundados, para os quais poderiam existir abordagens próprias e fiáveis. (Entrevista 1, hospital, 110-113). Neste contexto, o que já foi mencionado na categoria 3 "Grupos-alvo" é novamente sublinhado: A informação básica de um atlas regional e intersectorial de cuidados tinha de ser acessível a todos.

5.4.2 Organização

Os peritos entrevistados sublinharam a convicção de que não só o desenvolvimento e o arranque de um atlas de aprovisionamento devem ser considerados desde o início, mas também o seu funcionamento contínuo. Para tal, é absolutamente necessária uma equipa permanente, que actualize regularmente o atlas, que seja o ponto de contacto para todos os tipos de questões e que obtenha continuamente feedback sobre as formas de apresentação, o conteúdo e as funcionalidades. (Entrevista 1, hospital, 178-183; Entrevista 2, administração, 199-201; Entrevista 5, enfermagem, 258-264; Entrevista 7, representantes dos doentes, 193216). Mais concretamente, é sublinhado neste contexto que não só a criação, mas também o funcionamento requerem "tempo, pessoal e dinheiro suficientes". (Entrevista 5, cuidados de enfermagem, 260-261).

Para os peritos, é totalmente discutível que um atlas regional e intersectorial deva ser apoiado por um organismo público ou científico. Foram aqui mencionados o Gabinete do Governo Provincial de Salzburgo (entrevista 5, cuidados, 150-157), a Universidade Médica Paracelsus (entrevista 1, hospital, 178-183; entrevista 8, investigação, 241-250) e uma nova estrutura ainda por criar (entrevista 2, administração, 197-208):

• No governo do Estado de Salzburgo, um Altas não deve estar localizado diretamente no departamento de saúde. As sobreposições entre a saúde e os assuntos sociais são fluidas. No entanto, os temas estão localizados em diferentes departamentos políticos e administrativos - "e é um segredo aberto que existem diferentes sensibilidades". Por conseguinte, "seria ótimo se houvesse um grupo que pudesse atravessar os dois departamentos, por assim dizer". (Entrevista 5, enfermagem, 156-157).

• No que respeita à UGP, foi especificamente mencionado o Centro de Investigação e Inovação (FIZ) para a Saúde Pública e a Investigação dos Serviços de Saúde. (Entrevista 1, hospital, 178-183).

• O representante da administração apresentou a ideia de que poderia ser necessário criar uma nova estrutura de propriedade pública no sistema regional de saúde "para fazer avançar as questões da digitalização" (Entrevista 2, Administração, 206-207). Um atlas poderia, então, ser também localizado organizacionalmente nesta estrutura. A forma como esta estrutura poderia ser organizada e quem seriam os seus patrocinadores não foi discutida em mais pormenor.

Uma vez que o promotor deve ser uma organização pública ou universitária, os peritos concordam que o financiamento deve provir de fundos públicos. Em geral, "as partes interessadas" ou "o Estado" foram designados como financiadores.

Os peritos são também maioritariamente da opinião de que o atlas deve ser colocado em linha como uma vitória rápida (entrevista 2, administração, 27-28), com conteúdos pré-definidos mas limitados, acordados entre as partes interessadas. "Sou um defensor absoluto do crescimento orgânico", resumiu um perito (entrevista 3, segurança social, 75). Apenas um perito foi da opinião de que "o grande lançamento seria a coisa certa" (entrevista 4, médico do seguro de saúde, 97), pois só assim se garantiria a credibilidade e, consequentemente, a aceitação do projeto. No entanto, deveria haver um ensaio prévio com grupos de teste. No entanto, antes da entrada em funcionamento, o sistema deve "funcionar corretamente, caso contrário, muito rapidamente ninguém o utilizará". (Entrevista 4, médico acreditado pelo SHI, 105106).

5.5 Categoria de resultados 5: "Artigos indispensáveis para o arranque

Categoria de resultados 5: "Artigos indispensáveis para o arranque"

Direito e Organização	Vontade clara das partes interessadas necessárias: Política provincial, administração, hospitais, prestadores de serviços de segurança social e organizações profissionais.
	V Os grupos de autoajuda, os serviços de aconselhamento a idosos e os representantes dos serviços de cuidados continuados em regime de internamento e ambulatório dão o seu contributo. O Atlas cumpre os requisitos científicos.
	e consciência da responsabilidade ética - os dados podem levar à reorganização ou ao desmantelamento de estruturas.
	S Também estão disponíveis dados válidos para o futuro.
	S Os acordos de cooperação também asseguram os fluxos de dados para o futuro.
No ha It ou função	*u* O Atlas fornece uma visão geral de todas as estruturas intramuros e extramuros até ao nível municipal.
	u O Atlas apresenta as estruturas de cuidados actuais e futuras para as doenças cardiovasculares, a diabetes e a saúde do cérebro.
	a Atlas fornece os contactos das estruturas de cuidados.
	S É possível dar feedback à equipa Atlas.
Tecnologia	O Atlas *S* apresenta os dados geograficamente.
	S Atlas oferece uma função de pesquisa com opções de filtragem.
	S Atlas oferece funções de descarregamento e impressão.
	S Existem processos para actualizações contínuas.

Quadro 6: *Resultados da categoria 5: "Indispensável para o arranque".* Esta categoria representa a fase 6 do guião de entrevista. Nesta parte das entrevistas, o autor quis saber quais são, na opinião dos peritos, os pré-requisitos para o arranque de um atlas regional e intersectorial da oferta. As subcategorias "lei e organização", "conteúdo ou função" e "tecnologia" também emergiram da avaliação das entrevistas.

5.5.1 Aspectos jurídicos e organizacionais

Os peritos entrevistados concordaram que deve haver um compromisso claro das partes interessadas envolvidas na implementação de um atlas deste tipo. As seguintes partes interessadas foram apontadas como necessárias: A política e a administração provinciais, os hospitais, os prestadores de seguros sociais e as organizações profissionais - especificamente a Câmara dos Médicos e a Câmara dos Farmacêuticos. "Tem de haver vontade política, mas também a vontade daqueles que têm os dados. Caso contrário, não funciona." (Entrevista 8, Investigação, 171172) A experiência de projectos anteriores, não especificados, mostrou que faz sentido garantir este compromisso claro através de acordos de cooperação. (Entrevista 8, Investigação, 168171).

É igualmente necessário chegar a acordo com os representantes das profissões terapêuticas e de enfermagem, mesmo que estes grupos profissionais estejam menos organizados do que os médicos e os farmacêuticos. (Entrevista 6, farmácia, 180-197). Para o efeito, a Câmara de Comércio foi igualmente integrada como representante legal dos terapeutas independentes. (Entrevista 2, Administração, 189-191). Além disso, foi também sugerido que os representantes dos grupos de autoajuda, dos serviços de aconselhamento para idosos e das organizações de cuidados de longa duração em regime ambulatório e de internamento fossem convidados a dar o seu contributo durante o processo de desenvolvimento e a dar feedback sobre as operações em curso.

Quando questionados sobre o que é necessário ter, foi também sublinhado que um atlas de cuidados de saúde deve cumprir requisitos científicos. (Entrevista 1, Hospital, 13-19 e 113-119; Entrevista 8, Investigação, 196-200). Um atlas regional e intersectorial de cuidados também não deve limitar-se a um retrato único. É muito mais importante garantir que o fluxo dos dados necessários seja legal e organizacionalmente assegurado desde o início. É aqui que entram em ação os acordos de cooperação acima referidos. (Entrevista 8, Investigação, 155-162). Foi também referido o aspecto de "grande responsabilidade" (entrevista 3, Segurança Social, 338) associado a um projeto deste tipo. Com efeito, o atlas tem também por missão identificar as lacunas ou os excessos de oferta, o que poderia levar a uma (re)distribuição dos recursos.

5.5.2 Conteúdo e função

Para esta área, já foi demonstrado na categoria 2 "Conteúdo" que os peritos são da opinião que um atlas regional e intersectorial de cuidados de saúde deve fornecer uma visão geral de todas as estruturas intra e extramuros até ao nível municipal numa parte - incluindo informações de contacto. Noutra parte, o atlas deveria também apresentar percursos de tratamento para quadros clínicos comuns - neste contexto, como já foi referido, foi utilizada a expressão "doenças comuns" ou "doenças contemporâneas" (Entrevista 3, segurança social, 85). Mais concretamente, dever-se-ia começar por três grupos de doenças: as doenças cardiovasculares, a diabetes e a saúde do cérebro (cuidados com o AVC). (Entrevista 1, hospital, 13-19 e 77-81; Entrevista 2, administração, 54-55; Entrevista 3, segurança social, 85-87). Do ponto de vista funcional, o atlas deve ser tecnicamente estruturado de forma a que os utilizadores possam dar à equipa de cuidados um feedback de baixo limiar.

5.5.3 Técnica

É indiscutível entre os peritos que faz sentido mapear as estruturas de cuidados. No entanto, como existem tantos serviços disponíveis - em alguns casos, mais de 100 só a nível municipal (entrevista 5, cuidados de saúde, 278-286) - era necessário disponibilizar uma função de pesquisa com opções de filtragem - adaptada ao grupo-alvo de peritos e leigos. (Entrevista 3, segurança social, 294-318; Entrevista 4, médico de clínica geral, 110-132; Entrevista 7, representantes dos doentes, 10-14; Entrevista 8, investigação, 112-118). Os

Os resultados da pesquisa devem poder ser impressos ou descarregados. A função de descarregamento é também necessária para que se possam obter posteriormente relatórios sobre tópicos pormenorizados.

Foi também sublinhado que o funcionamento a longo prazo e a posterior expansão modular já devem ser considerados aquando da criação do atlas. "*Não* se deve pensar pequeno, deve-se pensar de forma muito holística e incluir todos os factores que afectam a localização. E faz sentido começar a implementar tudo numa base piloto com [módulos] individuais." (Entrevista 2, administração, 103-104) Devido a esta exigência a longo prazo, os processos de atualização dos dados devem ser garantidos *não só do ponto* de vista jurídico, mas também do ponto de vista técnico. (Entrevista 8, Investigação, 155-162)

Os peritos concordam que um atlas regional e intersectorial de cuidados deve ser atualizado de forma contínua para ser útil e aceite. Os entrevistados têm opiniões diferentes sobre o que significa efetivamente "contínuo". [11]Os intervalos mencionados foram "anualmente" (entrevista 1, hospital, 120-124), "de seis em seis meses" (entrevista 7, representantes dos doentes, 109-111), "trimestralmente (entrevista 5, enfermagem, 271-277) e até "continuamente" (entrevista 8, investigação, 196-200).

5.6 Categoria de resultados 6: "O que é bom ter no futuro"

Categoria de resultados 6: "O que é bom ter no futuro"

Conteúdo	***Um*** Atlas visualiza os fluxos de doentes. Com base no atlas, são elaboradas brochuras informativas para os doentes. ***A*** Atlas apresenta regularmente relatórios actualizados sobre temas especializados. ***O A*** Altas fornece informações sobre as funções e tarefas das profissões da área da saúde. ***Um*** Atlas contém informações sobre aprendizagens e ofertas de emprego. ***A*** Atlas contém conselhos de autoajuda. ***A*** Atlas apresenta ofertas sociais complementares.
Tecnologia	***A*** Atlas está disponível como uma aplicação para dispositivos móveis. ***p*** Atlas tem pesquisa avançada e filtro por sintomas. ***A*** Atlas oferece um sistema de bilhetes para pedidos de informação. ***Um*** Atlas oferece coordenação de marcações ou pontos de partida para a coordenação de marcações. ***Alguns*** relatórios também estão disponíveis em podcasts.
Medidas de acompanhamento	***A*** O atlas é amplamente publicitado. ***A*** Existem terminais em locais públicos como pontos de acesso ao atlas. ***A*** Está a ser promovida a criação de práticas de grupo médico. ***A*** O sector extramural não médico está a ser alargado. ***A*** As farmácias estão cada vez mais integradas no sistema de saúde. ***A*** Existem pares ou guias no sistema de saúde a nível local. ***A*** A prevenção, a promoção da saúde e a autoajuda são reforçadas. ***A*** É necessária a literacia em saúde da população. ***A*** Os fluxos financeiros no sistema de saúde são simplificados. ***A*** O sistema de pagamento é alterado do princípio do desempenho para o princípio do sucesso.

Quadro 7: *Resultados da categoria 6: "O que é bom ter em operações futuras"*

Esta categoria reflecte a fase 7 das diretrizes de entrevista. O objetivo do autor era descobrir quais as funções e conteúdos que um atlas de abastecimento regional e intersectorial deveria ter, mas não tem necessariamente de ter quando for lançado. As subcategorias "Conteúdo", "Técnica" e "Medidas de acompanhamento" surgiram da avaliação das discussões. Na terceira subcategoria, foram sintetizados desejos ou ideias gerais para uma reforma ou um maior desenvolvimento do sistema de saúde, que foram expressos pelos peritos, mas apenas de forma muito marginal ou que nada tinham a ver com o tema atual do trabalho. No entanto, o autor decidiu incluir estes pontos porque o capítulo dos resultados ficaria incompleto sem eles.

5.6.1 Conteúdo

Já foi explicado nas categorias anteriores que um atlas regional e intersectorial de cuidados de saúde deve representar as estruturas de cuidados de saúde até ao nível municipal e ter os doentes e os peritos como grupos-alvo centrais. Para uma maior operacionalidade, foi também manifestado o desejo de que um atlas deste tipo também representasse os fluxos reais de doentes, ou seja, que mostrasse a que médicos ou outros prestadores de cuidados de saúde as pessoas se dirigem com que problemas - o que significa tanto a dimensão local como a dimensão relacionada com o conteúdo. Então, a decisão de ir ao ambulatório é o resultado de uma falta de serviços na clínica privada ou uma expressão de maior confiança nos cuidados intramuros? (Entrevista 1, hospital, 152-157).

Também foi sugerido que os dados recolhidos no atlas poderiam ser utilizados para criar folhetos informativos que poderiam ser "dados a alguém quando tem alta do hospital e dizer: Olhe, este é o percurso se tiver alguma dúvida". (Entrevista, 6, Farmácia, 79-81) De um modo geral, outros relatórios ou relatórios sobre tópicos especiais também poderiam ser derivados de um atlas de cuidados. (Entrevista 1, hospital, 138-145; Entrevista 3, segurança social, 179-182; Entrevista 7, associação de doentes, 112-117).

Para os (potenciais) empregados ou estagiários do sistema de saúde, o atlas poderia servir como uma plataforma de informação sobre as oportunidades de formação e de aperfeiçoamento no Estado federal ou mesmo sobre os locais de formação disponíveis. (Entrevista 2, Administração, 111-113)

O conteúdo sobre os serviços de cuidados intramuros e extramuros foi posteriormente completado com informações sobre os serviços sociais (de aconselhamento). "Especialmente na área extramuros, a linha divisória entre a área social e a área da saúde não é muitas vezes claramente reconhecível." (Entrevista 5, enfermagem, 91-93) E, para melhorar a literacia em saúde da população de Salzburgo, um atlas poderia também fornecer informações sobre as funções e tarefas das profissões de saúde e conter dicas de autoajuda, por exemplo, remédios caseiros para constipações ou instruções para tratar feridas ligeiras. (Entrevista 5, Enfermagem, 91-102 e 167-172).

5.6.2 Tecnologia

O desejo de uma versão em aplicativo para smartphones também foi expresso nas entrevistas. Esta poderia também oferecer entrevistas e relatórios sob a forma de podcasts. (Entrevista 7, representantes dos doentes, 112-117) Também seria concebível uma função de pesquisa alargada, na qual os pontos de contacto relevantes pudessem ser encontrados através da introdução de sintomas, bem como um sistema através do qual o público pudesse fazer perguntas sobre questões de saúde. Para cada pedido de informação seriam criados automaticamente tickets, que seriam depois tratados por um grupo de peritos. Seria igualmente desejável um sistema nacional de marcação de consultas de saúde em linha. Este sistema poderia ser integrado diretamente no atlas ou o atlas poderia ser um ponto de partida para esse sistema de marcação. (Entrevista 5, cuidados 91-102 e 175-189).

5.6.3 Medidas de acompanhamento

Foi referido como uma medida de acompanhamento importante que o atlas deve ser amplamente divulgado para que seja aceite pelos peritos, mas sobretudo pela população. (Entrevista 5, cuidados, 264-266; Entrevista 8, investigação, 144-154). O desejo de ter terminais ou pontos de acesso em locais públicos, por exemplo, em serviços municipais ou praças, onde as pessoas pudessem aceder diretamente ao atlas de cuidados, também vai neste sentido. Isto foi comparado com sistemas de informação como os que se encontram nos grandes centros comerciais. (Entrevista 5, Care, 110122).

Foi igualmente sublinhada a necessidade de promover a criação de consultórios de grupo e de serviços de cuidados primários na província de Salzburgo. (Entrevista 3, segurança social, 240-254, Entrevista 6, farmácia, 167-176). Por um lado, esta medida seria do interesse dos trabalhadores do sistema de saúde, mas, por outro lado, constituiria também uma melhoria significativa para os doentes, uma vez que permitiria alargar os horários de funcionamento no sector extramuros.

Foi repetidamente referido que os serviços oferecidos pelas profissões de enfermagem e terapêuticas também precisam de ser mapeados num atlas de cuidados. De um modo geral, estes serviços extramuros não médicos deveriam ser alargados, sobretudo nas zonas rurais. "Se é um homem, algures numa comunidade de Flachgau, está acamado e tem um cateter interno, então tem um problema. São poucos os médicos de família que fazem visitas ao domicílio. E é preciso um médico de família que venha de seis em seis semanas para mudar o cateter". (Entrevista 5, Enfermagem, 228-231)

As farmácias são também importantes pontos de contacto da população com o sistema de saúde. Nesses locais, as pessoas podem fazer perguntas diretamente aos especialistas. Por outro lado, as farmácias não são muitas vezes vistas como importantes instalações de cuidados de saúde. Atualmente, os conhecimentos e as competências aí disponíveis continuam a ser subutilizados. Por conseguinte, as farmácias deveriam ser mais estreitamente envolvidas. (Entrevista 6, farmácia, 60-69 e 269-274)

Em termos gerais, o objetivo da política e da administração da saúde deve ser o de proporcionar à população uma melhor educação sanitária. Isto seria possível, por exemplo, através da introdução de pares ou guias a nível local, que orientariam os doentes (recentemente) afectados através do sistema de saúde ou os introduziriam no mesmo após acontecimentos agudos, por exemplo. Alguns especialistas acreditam que a prevenção, a promoção da saúde, a autoajuda e a sensibilização para a saúde devem ser reforçadas para evitar que isto aconteça em primeiro lugar. "Precisamos finalmente de sensibilizar a população: Ei, a diabetes não é do meu médico de família, é minha e eu tenho de a tratar." (Entrevista 5, enfermagem, 320-321) No entanto, tudo isto exige uma melhor literacia global em saúde por parte da população (Entrevista 5, enfermagem, 177-191, 211-216, Entrevista 6,

farmácia, 255266).
Ao mesmo tempo, os fluxos financeiros também deveriam ser simplificados -
"a solução mais sensata seria colocar todos os pagamentos numa só mão"
(Entrevista 6, Farmácia, 151-152). E poder-se-ia mesmo pensar em
reorganizar completamente o sistema de saúde em termos financeiros,
abandonando o atual princípio de desempenho, em que o pagamento se
baseia essencialmente nos tratamentos prestados, e passando para um
princípio de sucesso, que paga aos prestadores de cuidados de saúde pela
manutenção da saúde das pessoas. (Entrevista 5, Care, 293-326).

5.7 Categoria de resultados 7: "No-Gos

Resultados da categoria 7: "No-Gos"

✓ O Atlas estabelece relações entre os quadros clínicos e a origem étnica, a religião ou a orientação sexual dos pacientes.
✓ A Atlas persegue interesses económicos.

✓ A indústria farmacêutica é um parceiro fundamental do Atlas.
✓ As igrejas e as comunidades religiosas estão integradas no atlas.

Quadro 8: *Resultados da categoria 7: "Não fazer"*

Esta categoria corresponde essencialmente à fase 8 do guião de entrevista. O
objetivo do autor era determinar quais os conteúdos ou funcionalidades que
um atlas regional e intersectorial dos cuidados de saúde não deveria ou talvez
não deva oferecer. Em termos de gestão do projeto, estes são, portanto, os
não-objectivos.
Além disso, foram especificados requisitos éticos que tinham de ser
cumpridos em qualquer caso. A utilização incorrecta da informação ou dos
dados tinha de ser excluída em qualquer caso. (Entrevista 8, Investigação, 97-
104). Por exemplo, um entrevistado advertiu contra "tirar conclusões étnicas
ou outras" - por exemplo, em relação à "cor da pele, origem e religião". Estes
aspectos devem "em todo o caso ser deixados de lado" (entrevista 1, hospital,
168-171). Além disso, "os interesses económicos tinham naturalmente de ficar
em segundo plano" (entrevista 5, enfermagem, 89). Por esta razão, as
empresas farmacêuticas ou de tecnologia médica não deveriam desempenhar
um papel no desenvolvimento e no funcionamento de um tal atlas: "Eu teria
cuidado com as empresas farmacêuticas porque penso que não devem
penetrar demasiado profundamente no sistema de saúde do Estado."
(Entrevista 6, Farmácia, 190-191).
Os aspectos religiosos também devem ser excluídos na medida do possível,
embora a Igreja Católica seja a operadora dos hospitais religiosos,
Os serviços de assistência e os serviços móveis de apoio desempenham um
papel ativo no sistema de saúde. "Sou a favor da separação da Igreja e do
Estado". (Entrevista 6, Farmácia, 195). As comunidades e seitas religiosas
fundamentalistas devem, na melhor das hipóteses, ser vistas no contexto de

que os desistentes podem tornar-se pacientes que necessitam de cuidados de saúde mental. Por exemplo, Salzburgo tem atualmente o seu próprio grupo de autoajuda para pessoas que abandonaram cultos. (Entrevista 7, representante dos doentes, 89-94, 142-148).

5.8 Resultados da categoria 8: "Obstáculos"

Resultados da categoria 8: "Obstáculos"	
Jurídico e sistémico	✓ *As mudanças no sistema de saúde e na demografia não são tidas em conta.* ✓ *A proteção e a segurança dos dados não são tidas em devida conta.* ✓ *Os direitos de propriedade sobre os dados não são tidos em conta.* ✓ *Falta de empenhamento por parte das partes interessadas/transportadoras - também para o futuro.* ✓ *As partes interessadas importantes não estão a bordo.* ✓ *Diferentes interesses (financeiros) das partes interessadas.* ✓ *Os fornecedores de excesso de oferta sentem-se atacados.* ✓ *Há resistência por parte dos partidos políticos e das organizações profissionais.* ✓ *A população sabe muito pouco sobre o sistema de saúde, por exemplo, o sistema dos médicos de clínica geral ou o objetivo dos serviços de urgência.*
Nível do projeto	✓ *O projeto foi planeado com uma dimensão demasiado grande.* ✓ *O significado e o objetivo do projeto são comunicados de forma insuficiente ou pouco clara.* ✓ *O orçamento e o pessoal não estão garantidos para o futuro.* ✓ *Os principais objectivos e promessas não estão a ser cumpridos.* ✓ *Demasiados dados geram confusão.* ✓ *O objetivo - apresentação dos dados - perde-se, a tecnologia torna-se um fim em si mesma.*
dados	✓ *Os dados não estão actualizados, estão incompletos ou não são sólidos.* ✓ *Existem demasiadas fontes de dados.* ✓ *Os dados não podem ser integrados devido à falta de interfaces.* ✓ *O esforço de produção de dados não justifica o resultado. Falta uma avaliação da produção de dados.* ✓ *Não existe um entendimento normalizado sobre a forma de interpretar os dados.* ✓ *Os dados são transferidos com uma interpretação incorrecta - erro subsequente.* ✓ *Os processos de geração e transferência de dados não estão garantidos para o futuro.* ✓ *Não existem dados disponíveis para todos os participantes.*
Grupos-alvo que não podem ser atingidos ou que não estão representados	✓ *O sector dos médicos electivos está atualmente sub-registado.* ✓ *É difícil chegar às pessoas de meios educativos desfavorecidos e com antecedentes de migração.* ✓ *Muitas pessoas, especialmente as mais idosas, não têm acesso à Internet ou têm um acesso deficiente.*

Quadro 9: *Resultados da categoria 8: "Obstáculos"*

Esta categoria está essencialmente reflectida na nona e última fase do guião de entrevista. No entanto, as entrevistas revelaram rapidamente que os aspectos desta categoria foram mencionados em todas as fases do diálogo. As subcategorias surgiram durante a avaliação das entrevistas. Alguns contributos foram repetidos nas entrevistas, por exemplo, "coisas imprescindíveis" e "obstáculos" - no sentido de que, se faltar uma coisa imprescindível, isso compromete o êxito do projeto.

5.8.1 Jurídico e sistémico

De uma perspetiva de meta-nível, o projeto de um atlas regional e intersectorial está condenado ao fracasso se apenas atualizar o passado e o presente, mas não tiver em conta a "mudança muito forte" no sistema de saúde (Entrevista 4, GP, 163-164). No entanto, foi deixada em aberto a forma como esta mudança deve ser tida em conta em termos concretos.

Foram mencionados aspectos jurídicos relacionados com a agregação, a gestão e a interpretação dos dados. "O tema com mais

Temos sempre proteção de dados". (Entrevista 5, enfermagem, 16) Um atlas da saúde não deve, em circunstância alguma, levar os doentes a ficarem com os olhos vidrados (Entrevista 6, farmácia, 240-250). Além disso, era necessário regulamentar ou registar que instituição detém que dados e que grupos de pessoas têm o direito de ler ou utilizar que dados. (Entrevista 8, investigação, 164-165, 213-215).

Os obstáculos sistémicos são a falta de parceiros centrais ou diferenças irreconciliáveis de interesses. Vários entrevistados referiram-se a estes aspectos/perigos. (Entrevista 1, hospital, 19-25, 159-164; Entrevista 2, administração, 155-162; Entrevista 6, farmácia, 215-226, Entrevista 7, representantes dos doentes, 173-178, Entrevista 8, investigação, 204-206, 209-213). Especificamente, a Ordem dos Médicos foi aqui mencionada como uma organização profissional necessária, mas estruturalmente conservadora, que não desiste de "nada sem lutar". (Entrevista 6, Farmácia, 213). O aspeto da divergência de interesses político-partidários também foi mencionado, mas apenas de passagem. (Entrevista 3, segurança social, 230-235; Entrevista 8, investigação, 209-213). Os aspectos económicos desempenharam um papel mais importante. Sobretudo, se o atlas revelasse uma sobreoferta em determinadas zonas, o desmantelamento de estruturas que não são necessárias do ponto de vista económico poderia levar a uma resistência maciça por parte dos patrocinadores dessas estruturas. (Entrevista 3, segurança social, 330-336).

5.8.2 Nível do projeto

De acordo com os peritos, podem ser cometidos muitos erros críticos neste domínio. Por exemplo, planos de projeto demasiado ambiciosos ou um âmbito de projeto demasiado grande podem levar ao fracasso (entrevista 2, administração, 156-157; entrevista 3, segurança social, 45-59). "Assim que o projeto se torna demasiado grande e complexo, há um risco muito, muito elevado de fracassar." (Entrevista 8, investigação, 183-184) Um atlas demasiado complexo e extenso poderia gerar confusão e, em última análise, fazer com que o projeto não fosse aceite. Também era importante garantir que não se perdia de vista o objetivo - a preparação de dados facilmente compreensíveis sobre o sistema de saúde. A tecnologia informática não deve tornar-se "um fim em si mesma". (Entrevista 8, investigação 191-196). Ao mesmo tempo, foi sublinhado que, apesar de um plano de projeto claro e bem definido, era importante não pensar em coisas pequenas. (Entrevista 2, Administração 100-107).

Também é importante para o sucesso que os principais objectivos e promessas de um atlas de aprovisionamento sejam cumpridos. (Entrevista 8, Investigação, 177-186). Ao mesmo tempo, o significado e a finalidade mais profundos do projeto devem ser comunicados de forma adequada aos representantes das partes interessadas e à população. (Entrevista 6, farmácia, 226-229). E os recursos financeiros e humanos tinham de ser assegurados a médio e longo prazo. (Entrevista 4, médico de família, 159-171) O atlas precisaria provavelmente de cinco anos para arrancar antes de ser reconhecido e válido em termos de conteúdo. (Entrevista 5, enfermagem, 26-28)

5.8.3 Dados

Os aspectos relativos aos dados já foram explicados em várias fases e categorias de entrevistas. São aqui resumidos mais uma vez e os pontos indicados são explicados com mais pormenor aqui. Os peritos consideram fundamental para o sucesso do projeto que os dados processados ou editados sejam actualizados, completos e resistentes no sentido de um discurso crítico. "Não se precisa de dados, precisa-se de dados robustos." (Entrevista 3, segurança social, 240) Ao mesmo tempo, não deve haver demasiadas fontes de dados e dados diferentes. (Entrevista 5, cuidados de saúde, 278-286). As interfaces necessárias para ligar dados de diferentes fontes são sempre um problema nos projectos de TI. Por vezes, a programação dessas interfaces é muito complexa. É importante garantir que o esforço justifica o resultado, ou seja, o ganho de conhecimento. (Entrevista 8, Investigação, 164, 224-228).

Deve ser criado um sistema transparente para a geração e agregação de dados, que permita tecnicamente uma atualização contínua e que seja também continuamente avaliado durante o funcionamento. No passado, as recolhas de dados pontuais com "inquéritos e outras aberrações" tinham frequentemente levado a que projectos ambiciosos ficassem "bloqueados". (Entrevista 8, Investigação, 147155). O acesso aos dados brutos deve ser garantido a todos os participantes, caso contrário, pode surgir desconfiança. Além disso, todas as organizações patrocinadoras de um atlas regional e intersectorial de cuidados de saúde tinham de concordar com interpretações uniformes dos dados recebidos e dos dados apresentados. "É preciso uma base de dados adequada, dados fiáveis e veracidade dos dados." (Entrevista 2, Administração, 7). Qualquer sistema que combine dados de várias fontes está sujeito a erros. "O truque será agregar os dados de forma a minimizar o erro que inevitavelmente cometerei - de acordo com uma curva de Gauft." (Entrevista 3, segurança social, 252-254).

5.8.4 Grupos-alvo que não podem ser atingidos ou que não estão representados

Um possível obstáculo mencionado foi o facto de as pessoas idosas com doenças crónicas, um grupo-alvo fundamental de um atlas de cuidados, dificilmente poderem ser alcançadas com uma ferramenta digital, uma vez que muitos idosos não têm acesso à Internet ou têm apenas uma largura de banda fraca. (Entrevista 7, representante dos doentes, 180-184). No entanto, outro entrevistado comentou que os idosos não devem ser subestimados - o número de utilizadores da Internet entre eles está a aumentar constantemente. (Entrevista 6, Farmácia, 88-89). Foi também referido que as pessoas de meios menos instruídos ou com antecedentes de migração são geralmente difíceis de alcançar pelo sistema público de saúde. "Está-se a ver que há um problema comunitário absoluto." (Entrevista 3, Segurança Social, 198).

Um grupo importante de prestadores de serviços médicos são os médicos electivos, que prestam cerca de 50% dos cuidados de saúde na província de Salzburgo, por exemplo, no domínio da ginecologia. (Entrevista 3, segurança social, 621). No entanto, atualmente, os médicos electivos estão pouco cobertos pelo sistema público de saúde. "No que diz respeito aos médicos electivos, estamos numa névoa de dados." (Entrevista 3, segurança social, 262)

5.9 Resumo

Em resumo, as entrevistas com os peritos revelam o seguinte quadro:

• Os peritos são unanimemente favoráveis à criação de um atlas regional e intersectorial de cuidados para o Estado federal de Salzburgo.

• De acordo com os especialistas, este atlas deve ser digital e interativo.

• Destina-se a dois grupos-alvo centrais: 1. decisores do sistema regional de saúde e peritos; 2. pacientes actuais e futuros e, portanto, de facto, a população em geral.

• O financiamento será assegurado por fundos públicos.

• O atlas deve fornecer conhecimentos e deve satisfazer critérios científicos.

• O patrocinador deve ser uma organização pública ou científica.

• A estrutura do atlas deve começar com algumas funções básicas definidas com precisão, no sentido de "ganhos rápidos" - mas o desenvolvimento posterior deve ser considerado já durante a fase de planeamento.

- A função básica mais importante é a representação completa e cartograficamente preparada de todas as estruturas de abastecimento intramuros e extramuros do estado federal. As 119 cidades e municípios do estado federal devem ser vistos como uma unidade - uma "granulação" mais fina deve ser considerada para a capital do estado.
- As vias de tratamento das "doenças comuns" - especificamente as doenças cardiovasculares, a diabetes e a saúde do cérebro - serão também apresentadas como uma função básica no lançamento.
- O atlas deve também incluir a previsão da população e os estudos epidemiológicos existentes na província de Salzburgo, permitindo assim o planeamento e a gestão das estruturas de cuidados.
- Sem o empenho das partes interessadas, o projeto está condenado ao fracasso.
- Os contratos entre as partes interessadas devem garantir a disponibilidade de dados válidos e "sólidos", aceites por todos, tanto durante a construção como durante o funcionamento.

6 Debate: Como deve ser um atlas intersectorial de cuidados para a província de Salzburgo

Até agora, a literatura e três exemplos de boas práticas foram utilizados para ilustrar o que os métodos de visualização geográfica podem alcançar na investigação em epidemiologia e serviços de saúde. As entrevistas com peritos mostram as oportunidades, as necessidades, os desejos e os desafios que se colocam a um atlas regional e intersectorial de cuidados de saúde para o estado federal de Salzburgo. Estes resultados precisam agora de ser discutidos.

6.1 Categorias de atlas médicos

Na opinião do autor, os atlas médicos podem ser divididos em quatro categorias - ver Quadro 10: 1. área coberta (supranacional, nacional, regional, local); 2. conteúdo (atlas epidemiológico, atlas de cuidados de saúde, forma mista); 3. grupos-alvo (peritos, decisores, público em geral); 4. forma de implementação/preparação (analógica, digital ou digital e interactiva). A grande maioria das publicações que são rotuladas como atlas médicos pelos seus autores não pode ser classificada como tal, mesmo que a definição dada no Capítulo 2 seja interpretada de forma justa. Os poucos atlas existentes são frequentemente formas híbridas - por exemplo, atlas europeu de cuidados de ECMO, atlas nacional de cuidados extramurais e hospitalares e distribuição de doenças comuns ou atlas regional de cuidados de demência. Na maioria dos casos, as fronteiras entre a investigação sobre cuidados e a epidemiologia são pouco nítidas.

Entre os exemplos de boas práticas, o Atlas de Dartmouth e o Atlas de Cuidados Zi são claramente classificados como investigação sobre cuidados. Têm o objetivo declarado de chamar a atenção para diferenças indesejáveis na prestação de cuidados. Embora Augustin et al. (2018) e Koller et al. (2020) considerem o Registo Oncológico de Schleswig-Holstein como um atlas de cuidados de saúde, o autor considera que se trata de um atlas epidemiológico que só indiretamente permite tirar conclusões sobre a prestação de cuidados de saúde. Isto mostra como são ténues as fronteiras entre os atlas epidemiológicos e os atlas de cuidados de saúde.

O Atlas de Dartmouth e o Atlas Zi-Care cobrem áreas estatais inteiras, enquanto o Registo de Cancro de Schleswig-Holstein cobre uma única região. Todos os três exemplos de boas práticas são digitais e contêm numerosos mapas de calor interactivos, embora o Atlas Zi-Care tenha normalmente apenas um filtro muito grande (os estados federais). Os três combinam os componentes de software, hardware, dados, métodos e organização, tornando-os sistemas de geoinformação abrangentes (Thiften et al., 2017).

Categorias de atlas médicos

Área abrangida	Forma de realização
✓ supranacional ✓ nacional ✓ regional ✓ local	✓ analógico ✓ digital em forma de relatório ✓ digital com representações cartográficas ✓ digital e interactiva com representações cartográficas
Grupo(s) alvo ✓ Peritos ✓ Os decisores e os responsáveis pela tomada de decisões ✓ público em geral	Conteúdo ✓ Atlas epidemiológico Atlas de abastecimento ✓ Forma mista

Tabela 10: *Categorias para categorizar atlas médicos - criadas pelo autor.*

Na opinião do autor, o Atlas de Dartmouth e o Zi-Atlas destinam-se principalmente a peritos e a decisores: Utilizam muitos termos técnicos que não são explicados ou são-no apenas parcialmente; apesar das referências fornecidas

É necessário ter conhecimentos especializados para compreender e interpretar as tabelas. O Registo Oncológico de Schleswig-Holstein também se destina a um público mais vasto, como leigos interessados e multiplicadores, como jornalistas e professores (Augustin et al., 2018) e tem uma secção separada para os doentes. Em geral, a linguagem utilizada é mais centrada no cidadão do que a do Atlas de Dartmouth e do Atlas Zi-Care. Os três exemplos apresentam numerosas publicações científicas próprias. A equipa do Zi-Atlas também convida investigadores externos a contribuir ativamente numa secção separada. No Registo Oncológico de Schleswig-Holstein, a participação externa de médicos é mesmo prescrita por uma lei estatal específica.

6.2 O que faz um bom atlas de cuidados médicos?

Passemos agora ao que faz um bom atlas de aprovisionamento - o autor identificou quatro categorias:

* Imparcialidade e aceitação,
* Cientificidade,
* Relevância,
* Facilidade de utilização e acessibilidade

Várias fontes (Mangiapane, 2014; Schang et al., 2014; Ulrich et al., 2017; Augustin et al., 2018; Koller et al., 2020) contêm aspetos individuais que o autor retoma aqui e complementa com as suas próprias considerações. Desta forma, colmata-se a lacuna de conhecimento identificada na primeira parte. A tabela 13 resume os critérios nos anexos.

6.2.1 Imparcialidade e aceitação

Na opinião do autor, este ponto é essencial para um bom atlas de cuidados. Não é por acaso que os patrocinadores dos três exemplos de boas práticas apresentados são instituições públicas de investigação: As universidades estão por detrás do Atlas de Dartmouth e do Registo Oncológico de Schleswig-Holstein, enquanto o Zi foi fundado como instituto de investigação em 1973. Seria questionável se o patrocinador de um atlas médico fosse uma empresa farmacêutica, um partido político ou uma instituição próxima de um partido político, por exemplo, um grupo de reflexão, um grupo de interesses ou uma associação.

Além disso, na opinião do autor, a equipa editorial não deve poder atuar sem supervisão. No caso de um atlas patrocinado por uma universidade ou instituto de investigação, um conselho consultivo científico é um órgão de controlo adequado. No caso das empresas regionais, pode tratar-se de um órgão parlamentar ou de um órgão nomeado pelo parlamento - na Áustria, por exemplo, o Tribunal de Contas - e, no caso das empresas (públicas), de um conselho fiscal.

Na opinião do autor, a imparcialidade e o controlo são dois pré-requisitos essenciais para a aceitação; um terceiro é a publicidade: os três exemplos de boas práticas são projectos de interesse público que são predominantemente financiados por fundos públicos. O autor não considera antiético, em si, gerar benefícios económicos a partir de um atlas médico. No entanto, esta não deve ser a força motriz, mas apenas servir para refinanciar parte dos custos de criação e funcionamento.

6.2.2 Cientificidade

Um bom atlas de cuidados de saúde deve ter como objetivo principal a aquisição de conhecimentos: "O atlas serve principalmente para descrever e discutir diferenças espaciais e para gerar novas hipóteses." (Augustin et al., 2018, p. 632) Escusado será dizer que a fiabilidade, a validade e a objetividade (Wolf/Best, 2010), bem como os critérios formais, como a citação correta e a linguagem adequada ao género, são respeitados - tanto nas representações cartográficas como nos relatórios suplementares e contribuições científicas. Além disso, o campo (Mangiapane, 2014; Augustin et al.; 2018, Koller et al., 2020) refere-se às seguintes diretrizes científicas:

- "Boas Práticas Epidemiológicas" (Hoffmann et al., 2014),
- "Boas práticas de análise de dados secundários" (Swart et al., 2015),
- "Boas práticas cartográficas nos cuidados de saúde" (Augustin et al., 2017),
- "Boas práticas na elaboração de relatórios sobre saúde" (Starke et al., 2019).

Na opinião do autor, um bom atlas de cuidados de saúde obedece a estas diretrizes.

6.2.3 Relevância

Relevância significa que o conteúdo é substantivo, significativo e adaptado às necessidades dos grupos-alvo. Este critério também se baseia nas considerações do próprio autor. Os comentários a este respeito só podem ser encontrados indiretamente na literatura (Mangiapane 2014, Augustin et al. 2018, Koller et al. 2020). Para alcançar a relevância, o autor considera que os dados devem ser actualizados regularmente - um requisito que os três exemplos de boas práticas cumprem. Curiosamente, o autor não encontrou na literatura qualquer indicação de que um bom atlas deve estar atualizado.

Relevância também significa benefício para a comunidade científica e/ou para os decisores. Mangiapane (2014) sublinha que o objetivo declarado do atlas de cuidados Zi é fornecer aos decisores e investigadores dados e análises sobre questões de cuidados definidos e discuti-los publicamente. Ulrich et al. (2017) também enfatizam a necessidade de envolver especialistas (locais) no processamento e apresentação de dados regionais de saúde: "Esses especialistas conhecem melhor as estruturas de saúde existentes e podem fornecer ajudas de interpretação e apontar caraterísticas especiais que não são facilmente aparentes nos dados." (Ulrich et al., 2017, p. 1380)

Todos os exemplos apresentados fornecem igualmente relatórios pormenorizados e contínuos, desenvolvendo assim o domínio no seu conjunto. No entanto, nenhum dos atlas permite fazer previsões, por exemplo, relacionando a evolução esperada da população com dados de cuidados de saúde ou dados epidemiológicos. No entanto, na opinião do autor, isso aumentaria a sua relevância.

6.2.4 Acessibilidade e facilidade de utilização

Na era digital, a acessibilidade significa que um bom atlas médico está disponível em linha sem restrições. A preparação deve respeitar as regras de usabilidade geralmente reconhecidas. O conteúdo dos dados deve ser apresentado de forma clara e compreensível - as diretrizes acima mencionadas existem para este fim. A acessibilidade textual já foi mencionada. Um bom atlas médico em linha deve também ser tecnicamente acessível, na medida do possível. Isto significa que os leitores de ecrã podem ler os textos em voz alta ou que é possível utilizar atalhos de teclado simples e ajudas técnicas, tal como as pessoas com deficiências físicas utilizam no computador. As Diretrizes de Acessibilidade para o Conteúdo da Web (WCAG) do Consórcio World Wide Web (W3G, 2023), reconhecidas como norma ISO/IEC 40500:2012 desde 2012, fornecem orientações. Desde 2020, a União Europeia estipulou que os novos sítios Web dos organismos públicos devem cumprir, pelo menos, o nível AA e, por conseguinte, o meio de três níveis de acessibilidade.

O autor sabe, pela sua prática profissional nos hospitais regionais de

Salzburgo, que os sítios Web modernos não só não têm barreiras, como também seguem o princípio do "mobile first": Antes de mais, a apresentação tem de funcionar em smartphones. 70 por cento de todos os

O sítio Web dos hospitais provinciais de Salzburgo é acedido através de smartphones, sendo os restantes 30 por cento acedidos principalmente pelos nossos próprios funcionários. Os mapas interactivos estão a atingir os seus limites. No entanto, o Registo Oncológico de Schleswig-Holstein cumpre essencialmente os requisitos do design responsivo: os mapas adaptam-se ao tamanho do ecrã e também podem ser utilizados em ecrãs pequenos. O Atlas de Dartmouth, por outro lado, não apresenta quaisquer mapas na versão móvel e a apresentação dos quadros pode ser classificada como inadequada. Na versão para computador, os três exemplos de boas práticas utilizam mapas de calor, que visualizam dados complexos de uma forma que é fácil de compreender, mesmo para não especialistas (Thiften et. al, 2017).

A facilidade de utilização também significa que estão disponíveis ajudas de interpretação e informações sobre limitações e erros de interpretação (Augustin et al., 2018; Koller et al., 2020). Por exemplo, a equipa editorial do Registo de Cancro de Schleswig-Holstein afirma que as diferenças espaciais podem surgir por acaso e que padrões espaciais semelhantes, por si só, não significam uma ligação. Salienta também que, embora as grandes áreas dominem o mapa, são frequentemente pouco povoadas, pelo que a sua importância é sobrestimada. A equipa editorial do Zi-Atlas, por sua vez, apresenta discussões detalhadas em todos os relatórios, como é habitual nas contribuições científicas. Estas discussões são particularmente enfatizadas por Augustin et al. (2014), uma vez que apontam limitações, oferecem ajuda na interpretação e indicam quais as correlações que não podem ser derivadas dos mapas.

O autor entende os quatro critérios de imparcialidade e aceitação, cientificidade, relevância, bem como acessibilidade e facilidade de utilização, como uma lista de verificação que deve ser trabalhada ao criar um atlas de cuidados intersectoriais para o estado federal de Salzburgo. Posteriormente, os resultados das entrevistas a peritos são comparados com os critérios da lista de controlo.

6.3 Imparcialidade e aceitação

As entrevistas com os peritos mostram-no: Não há dúvida de que um atlas regional e intersectorial de cuidados faz sentido, é financiado por fundos públicos e deve ser apoiado por um organismo público ou científico. Isto levanta duas questões: de onde devem vir os fundos? E que organismo público poderá ser esse?

6.3.1 Compromisso alargado vs. grupo dos dispostos

Em 2023, a Áustria gastou 50,8 mil milhões de euros em cuidados de saúde, o que corresponde a 11,4 por cento do PIB. (Statistics Austria, 2024) 77,8%

provêm de impostos e contribuições para a segurança social, 22,2% provêm de companhias de seguros de saúde privadas e diretamente dos cidadãos. Várias receitas fiscais são utilizadas para pagar os serviços móveis e os lares de idosos, bem como os hospitais públicos. Os cinco seguros sociais contributivos (AUVA, BVAEB, OGK, PVA e SVS) cobrem a outra parte das despesas hospitalares, bem como as despesas de reabilitação, os cuidados médicos e terapêuticos extramuros, bem como os medicamentos e produtos médicos. (Gesundheit.gv.at, 2024) Tanto a administração federal como os seguros sociais estão estruturados a nível federal, o que dá origem a um sistema de financiamento complexo com fundos federais e estatais e outras estruturas.

Comparado com as despesas totais de saúde, um atlas regional e intersectorial de saúde para um Estado federal é um projeto pequeno. No entanto, a maior parte dos fundos está ligada ao sistema de saúde - os decisores têm apenas uma margem de manobra financeira marginal. Por conseguinte, há batalhas ferozes no discurso político público e no seio das organizações pelos recursos financeiros disponíveis. A isto juntam-se os diferentes interesses das partes interessadas, que os peritos também salientaram nas entrevistas, bem como os modelos tradicionais. Em muitas conversas com médicos e farmacêuticos, por exemplo, o autor foi testemunha das objecções que um grupo profissional desencadeia no outro.

Assim, parece sensato, à primeira vista, assegurar um amplo compromisso de todas as partes interessadas antes de desenvolver um atlas regional e intersectorial de cuidados para Salzburgo. Trata-se, concretamente, de

- Província de Salzburgo (política e administração),
- Transportador dos hospitais públicos do Estado federal,
- Instituições de segurança social (organização de cúpula das instituições de segurança social, bem como OGK, SVS, BVAEB, AUVA, PVA)
- Associação Médica,
- Câmara dos Farmacêuticos,
- Câmara de Comércio (na qualidade de representante legal das profissões de saúde não médicas independentes).

Em termos políticos e administrativos, o poder de decisão cabe a Salzburgo. Atualmente, o governo provincial inclui o governador como responsável pelas finanças e o conselheiro provincial da saúde, sendo o financiamento do sistema de saúde diretamente atribuído ao departamento de saúde a partir de 2023. Os seguros sociais têm escritórios regionais em Salzburgo, mas as decisões estratégicas são tomadas em Viena. Os grupos de interesse estão organizados a nível federal - as organizações regionais têm mais competências do que as delegações regionais dos seguros sociais, mas estão vinculadas à política federal. Conclusão: Um compromisso alargado não pode ser assumido apenas em Salzburgo.

O autor trabalhou durante vários anos em Viena em posições jornalísticas de relevo (chefe de redação, chefe de redação adjunto e chefe de redação). Durante esse tempo, apercebeu-se da pouca importância que as questões políticas e de saúde regionais do Ocidente-Oriente têm em Viena. Além disso, existe um amplo empenhamento em

Na opinião do autor, tal só é possível se o financiamento e o patrocínio forem clarificados. Negociar a repartição dos custos pode levar meses ou anos e mobilizar enormes recursos organizacionais e económicos.

Por isso, o autor considera que uma estratégia alternativa é mais conveniente: um projeto de implementação deve começar em Salzburgo com um grupo de pessoas dispostas a chegar a acordo sobre um âmbito de projeto rapidamente realizável, de acordo com os peritos entrevistados, mas que também considere futuras expansões e preveja interfaces técnicas e relacionadas com o conteúdo durante o desenvolvimento, às quais outros módulos podem ser acoplados no futuro. É claro que isto implica restrições, mas estas devem ser aceites no interesse de uma vitória rápida e de uma abordagem pragmática e realista. No subcapítulo 6.5 "Pertinência" são apresentadas outras considerações. Além disso, os grupos de autoajuda e os representantes dos cuidados de longa duração em ambulatório e em regime de internamento devem ser envolvidos a título consultivo - tal como sugerido nas entrevistas.

No que diz respeito a uma vitória rápida, um organismo deveria também contribuir financeiramente com antecedência para o planeamento e a execução, a fim de evitar longas negociações financeiras a nível regional. Este só pode ser o Estado de Salzburgo, sob a forma do departamento de saúde - a política e a administração do Estado são as que mais beneficiam todas as partes interessadas.

6.3.2 Estruturas científicas existentes para um
Projeto de realização

O cliente deve ser todo o governo do Estado, para que o projeto tenha o apoio político necessário. Para além dos representantes das "partes dispostas", os peritos do sistema de saúde e da investigação também devem ser envolvidos na realização do projeto e devem assumir a liderança científica no seu desenvolvimento. Já existem estruturas que podem ser utilizadas:

• O IDA Lab (Lab for Intelligent Data Analytics Salzburg) está localizado na Universidade Paris Lodron de Salzburgo (PLUS), "um centro de competências para a investigação básica e aplicada, bem como para a transferência de conhecimentos e tecnologia nos domínios da ciência dos dados, da aprendizagem automática, da IA e da estatística. É uma cooperação entre a Universidade Paris Lodron de Salzburgo (PLUS, líder do projeto), a Universidade Médica Paracelsus (PMU), a Salzburg Research Forschungsgesellschaft (SRFG) e a Universidade de Ciências Aplicadas de Salzburgo (FHS)". (PLUS, 2024) O Estado está a solicitar o Laboratório IDA como parte da Estratégia de Ciência e Inovação de Salzburgo 2025 (WISS 2025).

• Especialistas dos domínios da medicina, enfermagem, farmácia, ciências da saúde, epidemiologia e investigação em serviços de saúde realizam investigação e ensinam na PMU. Formam um consórcio científico que está formalmente organizado no Centro de Investigação e Inovação (FIZ) para a Investigação em Saúde Pública e Serviços de Saúde. (PMU, 2024).

• Existe também uma equipa de investigação em Ciência de Dados Biomédicos e Grandes Dados Especiais na PMU.

• Tal como já foi referido várias vezes, os conhecimentos científicos das estatísticas estatais devem ser trazidos da administração estatal.

6.3.3 Transportadores possíveis

Na opinião do autor, o Estado de Salzburgo deveria assumir a liderança financeira e organizativa na criação do atlas, mas não a responsabilidade pelo funcionamento quotidiano. Tal poderia gerar desconfiança por parte dos outros parceiros e prejudicar a aceitação e, consequentemente, a divulgação. Os patrocinadores dos exemplos de boas práticas são instituições universitárias. Que soluções eram possíveis para Salzburgo?

O PLUS público não tem uma faculdade de medicina e pode, portanto, ser excluído como patrocinador do ponto de vista do autor. Uma possibilidade seria situar o Atlas da Saúde de Salzburgo, do ponto de vista organizacional, na ZFI para a Investigação em Saúde Pública e Serviços de Saúde e, por conseguinte, na UGP. No entanto, o patrocínio privado da UGP por uma fundação é um obstáculo. Os Estados federados estão jurídica e politicamente limitados no financiamento de universidades privadas, uma vez que também existe um sistema universitário público. No entanto, o sector público pode certamente pagar projectos e serviços específicos prestados por universidades privadas. Isto significa que é necessário garantir que o financiamento de projectos do Atlas não se torne o financiamento de base da UGP. Na opinião do autor, isto pode ser resolvido através de contratos. Um conselho consultivo composto por representantes das partes interessadas conseguiu garantir o controlo que o autor define como condição essencial para a aceitação na lista de verificação de um bom atlas da oferta.

Como segunda opção de patrocínio, um perito mencionou uma organização recentemente criada, na qual poderiam ser agrupados projectos de digitalização para o sistema regional de saúde. (Entrevista 2, administração, 197-208) Segundo o autor, poderia ser criada para o efeito uma sociedade de responsabilidade limitada sem fins lucrativos, na qual as partes interessadas teriam acções. Um conselho fiscal seria responsável pelo controlo. Deveria haver uma demarcação clara entre esta sociedade e o sistema ELGA para evitar duplicações ou concorrência. Para tal, seria apenas necessário um mandato de projeto claro.

Conclusão: Tanto a ligação à PMU como a fundação de uma nova organização parecem possíveis. No entanto, do ponto de vista do autor, há mais argumentos a favor da utilização da estrutura existente da ZFI para a investigação em matéria de saúde pública e serviços de saúde. Esta está ligada em rede à comunidade científica regional e (inter)nacional, o que tornaria muito mais fácil a integração de mais trabalho científico qualificado durante as operações em curso, seguindo o exemplo das melhores práticas. Uma sociedade anónima sem fins lucrativos, por outro lado, teve primeiro de criar os conhecimentos científicos e a rede necessários na comunidade, o que comprometeu a aceitação, especialmente na importante fase de arranque.

6.4 Cientificidade

O autor vê os menores desafios neste domínio. As entrevistas a peritos mostraram claramente que não há dúvida de que um atlas de abastecimento regional e intersectorial deve cumprir os requisitos científicos. No entanto, alguns pormenores devem ser clarificados ou tidos em conta durante o seu desenvolvimento.

Por exemplo, um estatuto deveria estabelecer o carácter científico e torná-lo assim vinculativo para todas as partes interessadas. O autor não assume aqui qualquer resistência. A fiabilidade, a validade e a objetividade são inquestionáveis. A aquisição de conhecimentos como objetivo central é também de senso comum. O facto de um atlas de abastecimento descrever as diferenças espaciais nas estruturas de abastecimento deve-se à natureza do projeto. No entanto, há que ter em conta que os resultados científicos conduzirão a debates políticos e a batalhas de distribuição. No entanto, isto não deve ser um obstáculo para o projeto em si.

Poderiam ser debatidas as orientações científicas para a ação. O autor menciona quatro diretrizes alemãs na lista de controlo. Poderão estas ser transferidas uma a uma para a Áustria? São necessárias adaptações? Deverão ser criadas diretrizes próprias? Como já foi referido, o autor é de opinião que as diretrizes devem ser adoptadas e, se necessário, interpretadas em pormenor, tendo em conta as circunstâncias regionais. Afinal de contas, existem muitas diretrizes e "boas práticas" reconhecidas internacionalmente em medicina e enfermagem que também se aplicam na Áustria.

A própria ideia do projeto também é favorável à adoção das orientações alemãs: se olharmos para o atlas de cuidados de saúde de Salzburgo ao meta-nível, trata-se de reunir e processar visualmente os dados existentes do sistema de saúde. Em maio de 2022, a Comissão Europeia apresentou um projeto de regulamento para a criação de um Espaço Europeu de Dados de Saúde (EHDS - Common European Data Spaces). Desde dezembro de
Em 2023, haverá uma posição comum do Conselho da UE e, por conseguinte, de todos os Estados-Membros. Um dos três objectivos declarados: A EHDS "apela à utilização de dados de saúde para melhorar os cuidados médicos, a

investigação e a elaboração de políticas" (Comissão Europeia, 2024). Tendo isto em conta, o Atlas da Saúde de Salzburgo foi utilizado para cumprir antecipadamente um regulamento da UE planeado e já politicamente acordado. Então, porque é que as diretrizes do maior país da UE não são adequadas para Salzburgo?

6.5 Relevância

O atlas deve proporcionar novas perspectivas aos grupos-alvo. E numa medida que justifique o esforço necessário para o criar e operar. (Entrevista 8, Investigação, 164, 224-228) Embora não seja o objetivo deste estudo fornecer uma estimativa dos recursos humanos e técnicos necessários, é evidente que os custos de criação e funcionamento de um atlas regional e intersectorial de cuidados serão consideráveis. Ulrich et al. (2017) utilizaram o exemplo dos cuidados à demência no distrito de Gieften (Hesse, Alemanha) para investigar se já existem dados cientificamente utilizáveis ou se podem ser recolhidos para uma pequena região e chegaram à seguinte conclusão: "O exemplo de planeamento de cuidados em pequena escala apresentado neste artigo mostra que os dados relevantes para os cuidados estão disponíveis em pequena escala, mas que só podem ser criados e analisados com um gasto relativamente elevado de pessoal e financeiro." (Ulrich et al., 2017, 1379) Esta afirmação tem vários anos, mas ainda é válida na opinião do autor.

6.5.1 Apresentação dos serviços de cuidados como o menor denominador comum

As entrevistas com os peritos revelam-no: O menor denominador comum para o conteúdo do go-live é a representação completa de todas as estruturas de cuidados no estado federal. O atlas foi concebido para fornecer aos profissionais e ao público em geral uma visão geral rápida. Sem entrar em pormenores técnicos e relacionados com o conteúdo ou ferramentas de usabilidade, como filtros de pesquisa e apresentação gráfica, o autor acredita que este mínimo denominador comum pode ser alcançado com recursos razoáveis num período de tempo razoável. Este mínimo denominador comum proporcionaria, por si só, uma melhor panorâmica do que todos os sítios Web, planos estruturais regionais, estudos ou outras listas atualmente disponíveis.

No entanto, é necessário esclarecer o que se entende por uma representação completa das estruturas de cuidados intramuros e extramuros. No que se refere ao sector intramuros, a resposta parece clara à primeira vista: trata-se dos hospitais públicos financiados pelo SAGES (Fundo de Saúde de Salzburgo). Trata-se, concretamente, de dez hospitais geridos por cinco organismos: o Hospital Universitário de Salzburgo com o Campus Landeskrankenhaus e a Clínica Campus Christian Doppler, os hospitais regionais de Hallein, St. Veit e Tamsweg (todos SALK), o Hospital de Oberndorf (VAMED), o UKH (AUVA), a Clínica Kardinal Schwarzenberg (Barmherzige Schwestern) e o Tauernklinikum com as instalações de Zell am

See e Mittersill, que é de facto propriedade dos dois municípios. Será necessário clarificar a forma como os serviços oferecidos pelos hospitais são apresentados no atlas. O autor considera que é suficiente registar os departamentos médicos e as suas enfermarias (com o número de camas) e as consultas externas. Os grandes hospitais e as suas capacidades poderiam ser incluídos logo no início, mas também numa fase posterior de expansão.

Como é que lidamos com as clínicas privadas? Esta questão exigirá uma decisão fundamental por parte das partes interessadas. Um argumento a favor dos hospitais privados no atlas é o facto de serem relevantes para a prestação de cuidados - especialmente em obstetrícia, ginecologia, ortopedia e traumatologia. A mesma questão se coloca também para o sector extramuros. Deverão ser cobertas as práticas dos seguros de saúde ou as dos médicos, terapeutas e parteiras electivos sem contratos de seguro de saúde? Os debates actuais em torno do forte aumento do número de médicos electivos mostram que este tema é relevante para a política profissional e partidária, bem como para os meios de comunicação social. Uma coisa é certa: as práticas electivas fazem parte integrante da prestação de cuidados de saúde, como salientam os especialistas entrevistados.

O autor é de opinião que um atlas estaria incompleto sem a inclusão de clínicas privadas e de práticas electivas, o que levaria inevitavelmente a uma falta de aceitação. Por conseguinte, o sector privado deve ser definitivamente incluído. No entanto, não é possível mostrar em pormenor o contributo das clínicas privadas e dos consultórios electivos para a prestação de cuidados, como sugerem alguns peritos. Isto deve-se ao facto de os prestadores privados não estarem (ainda) integrados nos sistemas do sistema público de saúde e, por conseguinte, não terem de documentar ou provar os serviços que prestam. Uma determinação indireta do volume de serviços - por exemplo, através do horário de funcionamento, dos resultados ou das receitas privadas emitidas - estaria em total contradição com o princípio de que apenas os dados válidos e fiáveis, aceites por todas as partes envolvidas, devem ser incluídos no atlas.

Que profissões de saúde extramuros devem ser incluídas? O estudo "Healthcare professions in Austria" (Weiss, et al., 2023), publicado pelo Ministério Federal dos Assuntos Sociais, da Saúde, da Assistência e da Defesa do Consumidor, pode ser utilizado como orientação. Na opinião do autor, os seguintes grupos profissionais devem ser abrangidos, se as pessoas em causa trabalharem diretamente com os doentes de forma independente ou numa constelação comparável:

- Médicos (clínicos gerais e especialistas),
- Dentistas,
- Psicólogos clínicos,
- Psicólogos da saúde e psicólogos da saúde,

- Psicoterapeutas e psicoterapeutas,
- Musicoterapeutas e musicoterapeutas,
- Parteiras,
- Serviços médico-técnicos avançados (fisioterapia, di- atologia, terapia ocupacional, terapia da fala, ortóptica),
- Cuidados de saúde e de enfermagem (enfermeiros comunitários),
- Terapia de formação,
- Terapeutas de massagem médica e massagistas médicos.

As farmácias (familiares) e as unidades de cuidados primários (UCP) também devem ser registadas. A entrada no PVE deve indicar os especialistas médicos e terapêuticos que o centro oferece. Na opinião do autor, as organizações profissionais e o grupo de projeto devem informar antecipadamente as pessoas e os estabelecimentos que ...

- ... são registados num atlas de abastecimento,
- ... isto serve a transparência do sistema de saúde,
- ... isto também revela um possível excesso ou falta de oferta,
- ... também (têm de) fornecer dados direta ou indiretamente (através de organizações especializadas).

Os prestadores de cuidados de saúde estão inscritos nos respectivos registos profissionais ou organizações profissionais. O objetivo é que todas as unidades independentes e estabelecidas (clínicas de grupo, PVE, farmácias) sejam abrangidas. Durante a aplicação, é importante verificar se uma obrigação é desejada ou mesmo legalmente possível.

Segundo os peritos, a visão geral completa das estruturas de cuidados, este mínimo denominador comum, deve estar disponível para todos. Na opinião do autor, as entradas individuais deviam estar ligadas a informações importantes e básicas: Trata-se de um hospital público ou de uma clínica privada? Existe um contrato de seguro de saúde para um consultório? Como é que o utilizador pode contactar o estabelecimento por telefone e/ou e-mail? Quando é que está aberto? A partir da sua experiência como gestor de projeto de uma reforma da Internet dos hospitais públicos de Salzburgo, o autor sabe que o objetivo dos sítios Web deve ser um único ponto de verdade: A informação só deve ser introduzida uma vez e depois ligada. As ligações às respectivas homepages assegurariam que o atlas de cuidados de saúde fornecesse sempre informações actualizadas.

Na opinião do autor, dois tópicos devem ser acrescentados ao menor denominador comum para a entrada em funcionamento. 1. incluir também os dados biográficos dos médicos, parteiras, terapeutas e enfermeiros, que estão disponíveis nos registos profissionais. Com apenas alguns cliques, seria possível saber quem está prestes a reformar-se e quando. É claro que esses dados pessoais devem ser truncados, o que significa que o atlas deve ter uma pequena área protegida, acessível apenas à administração da saúde e, de forma limitada, aos especialistas. 2. a previsão demográfica das estatísticas estatais, que está disponível até ao nível municipal, deve ser incluída. Em suma, isto resultaria num instrumento de planeamento e controlo com uma simplicidade e qualidade únicas na Áustria.

6.5.2 A selva de dados como o maior desafio

Se as vias de tratamento para as "doenças generalizadas" têm de ser apresentadas na fase de arranque, como sugerem vários especialistas, é uma decisão que tem de ser tomada num projeto de implementação. Após uma análise cuidadosa, o autor chega à conclusão de que as "doenças generalizadas" devem ser deixadas para o início, porque não vê praticamente nenhum desafio que possa ser resolvido. Por exemplo, não existe um sistema de codificação centralizado no sector médico extramuros. Isto significa que as representações epidemiológicas baseadas em dados válidos, uniformemente recolhidos e geralmente reconhecidos não são possíveis na Áustria. Esta foi também a conclusão a que chegou o Tribunal de Contas austríaco numa auditoria à prestação de cuidados de saúde durante a primeira fase da pandemia de COVID-19. A "falta de diagnósticos normalizados no sector privado" e os "atrasos entre a prestação de serviços e a faturação" foram citados como problemas importantes. (Rechnungshof Osterreich, 2021, p. 19) A falta de um sistema de codificação significa, por exemplo, que é impossível recolher o número exato de pessoas com diabetes na Áustria.

Além disso, toda a área das práticas electivas é "muito rica em dados na vizinhança", como diz um entrevistado (entrevista 3, segurança social, 262). Por esta razão, os peritos da administração da saúde pedem há muito tempo que os médicos electivos sejam obrigados a "utilizar o cartão eletrónico" e que estejam assim ligados ao sistema de informação da segurança social, ao ELGA e a um sistema central de codificação a criar. "Precisamos de uma base de dados adequada e fiável e de dados verdadeiros", exige um perito (entrevista 2, administração, 7). Atualmente, não é possível traçar os percursos de tratamento das "doenças comuns" com base em dados fiáveis.

Poder-se-ia argumentar que poderiam ser utilizadas outras fontes de dados e que poderiam ser utilizados métodos estatísticos para obter resultados úteis. Na Áustria, não há falta de fontes de dados sobre saúde: Degelsegger-Marquez/Grubock/Fidon escreveram o estudo "Health data in Austria - an overview" para a Gesundheit Osterreich GmbH em 2022. O estudo não contém um único número. Em vez disso, a equipa de autores enumera mais de 40 páginas de fontes, onde cada instituição recolhe que dados e identifica "cerca de 25" leis federais relevantes. A metáfora da selva de dados é, de facto, apropriada. Recentemente, a pandemia de COVID-19 demonstrou claramente aos políticos, administradores, meios de comunicação social e cidadãos o estado da qualidade dos dados e a ligação de várias fontes de dados no sistema de saúde austríaco. No relatório acima mencionado, o

Tribunal de Contas austríaco afirma "... que não era claro para o governo federal quais as fontes a partir das quais os Estados recolhiam os seus dados e quais as caraterísticas especiais que tinham de ser tidas em conta em cada caso. Também não havia especificações (por exemplo, sobre as datas de avaliação ou as circunstâncias que rodeavam o inquérito)." (Tribunal de Contas austríaco, 2021, p. 54).

6.5.3 O que é bom ter: relatórios e estudos complementares sobre o atlas da oferta

Na opinião do autor, a equipa editorial poderia, na melhor das hipóteses, publicar estudos adicionais sobre os encargos para o sistema regional de saúde que são de esperar em relação às "doenças generalizadas" acima mencionadas para as várias coortes populacionais paralelamente à entrada em funcionamento. As fontes de dados disponíveis são os projectos mencionados pelos peritos: a projeção da evolução da população, o estudo "Paracelsus 10 000" e o estudo SALK sobre a evolução demográfica e as taxas de hospitalização relacionadas com doenças neurológicas, neurocirúrgicas e psiquiátricas.

Estes estudos suplementares, disponíveis aquando do arranque, poderão servir de referência para o tratamento científico posterior do atlas de cuidados. Na lista de verificação para um bom atlas de cuidados de saúde, o autor afirma que a equipa editorial deve elaborar regularmente relatórios sobre tópicos especiais ou convidar peritos externos para publicarem esses relatórios na plataforma do atlas. Este ponto está relacionado com o funcionamento posterior e deve definitivamente ser tido em conta durante a fase de arranque, mas do ponto de vista do editor não representa um desafio técnico, de conteúdo ou político. O único fator limitativo para a equipa editorial é a sua dimensão e a sua dotação financeira. O atlas poderia rapidamente tornar-se mais relevante se as teses académicas fossem publicadas no seu contexto. Isto, por sua vez, favorece a sua inserção organizacional num ambiente universitário.

Todos os outros aspectos positivos mencionados pelos peritos nas entrevistas são justificados e podem ser implementados em fases posteriores. No que respeita às "medidas de acompanhamento", apenas o desejo de uma ampla publicidade e de terminais em locais públicos como pontos de entrada para o atlas são relevantes para este tópico. Ambas estão ligadas ao quadro financeiro do projeto e dependem, portanto, da vontade das partes interessadas.

6.6 Facilidade de utilização e acessibilidade

Em termos de facilidade de utilização e acessibilidade, os peritos dão muitas dicas e exprimem muitos desejos que estão de acordo com a literatura e os exemplos de boas práticas. É possível efetuar visualizações claras e compreensíveis graças aos mapas de calor. As opções de utilização interactiva e de elevada usabilidade, tais como as funções de zoom, pesquisa, filtros de pesquisa, funções de deslocamento, de passagem do rato ou de descarregamento, são padrão. Existem aplicações prontas para as opções de feedback - basicamente, basta fornecer um endereço eletrónico central.

No entanto, um desafio maior - como o autor sabe pela sua prática profissional - é a acessibilidade linguística acima referida. Muitos peritos do sistema de saúde têm dificuldade em resumir dados e factos numa linguagem compreensível para todos. Por este motivo, o sistema editorial do atlas da saúde deve desenvolver os conhecimentos necessários para traduzir os especialistas numa linguagem acessível aos cidadãos. Esta linguagem acessível aos cidadãos deve também ser utilizada para os resumos compreensíveis, ajudas à interpretação, referências a limitações e possíveis erros de interpretação exigidos na lista de controlo.

7 Resumo

7.1 Resumo

Este trabalho mostra que a criação de um atlas regional e intersectorial de cuidados é do interesse de peritos de várias áreas do sistema regional de saúde da província de Salzburgo. Mostra também que existem exemplos de boas práticas no estrangeiro, a nível nacional e regional, nos quais se pode basear um projeto em Salzburgo. A lista de verificação para um bom atlas de cuidados de saúde e os resultados das entrevistas a peritos podem servir de orientação para o planeamento e a implementação.

O autor concorda com a opinião quase unânime dos peritos de que um projeto deste tipo deve ser iniciado em pequena escala, no sentido de uma vitória rápida, e desenvolvido durante o funcionamento. Como denominador comum mínimo para a entrada em funcionamento, o autor identifica uma apresentação abrangente de todos os serviços de cuidados de saúde na província de Salzburgo. Este mínimo denominador comum deve ser associado ao go-live através da previsão do desenvolvimento da população e dos dados biográficos dos médicos, terapeutas, parteiras e enfermeiros comunitários registados. Os desafios jurídicos (proteção de dados), técnicos e políticos (profissionais) que daí advêm parecem ao autor ser solucionáveis.

Como primeiro passo para a implementação, considera que deveria ser formado um grupo de projeto preliminar. A sua tarefa central deveria ser a formação de um grupo de partes interessadas a nível regional, cujo compromisso deveria ser juridicamente vinculativo. Só então se deveria iniciar o trabalho de fundo. Qualquer outra coisa significaria colocar a carroça à frente dos bois e conduziria a "metros vazios" e a custos irrecuperáveis. Isto poderia causar danos irreparáveis ao projeto e levá-lo ao colapso mesmo antes do seu início efetivo.

7.2 Limitações

As limitações resultam principalmente dos requisitos para esta tese: trata-se de uma tese de mestrado. Tanto o autor como o seu orientador consideraram que o número de oito entrevistas a peritos era suficiente para alcançar a necessária saturação teórica (Merkens, 2009). O objetivo da investigação qualitativa não é testar a fiabilidade de hipóteses formuladas com precisão, mas descrever a realidade, neste caso os desejos e ideias dos peritos para um atlas regional e intersectorial de cuidados para o estado federal de Salzburgo, e assim ajudar a fazer previsões (Kalle/Tempel, 2020). Teriam sido interessantes outras entrevistas a peritos, por exemplo, a especialistas em TI, investigadores na área da saúde, membros de equipas editoriais de atlas de cuidados de saúde existentes, representantes das profissões terapêuticas, etc., mas estavam fora do âmbito deste trabalho.

O objetivo deste documento é compilar o conteúdo básico para um atlas regional e intersectorial de cuidados de saúde para o estado federal de Salzburgo. Por esta razão, não contém estimativas sobre as despesas de pessoal necessárias, os custos possíveis ou o tempo necessário para um projeto de implementação. Estes pontos devem ser esclarecidos aquando da elaboração de um resumo do projeto e do respetivo planeamento.

7.3 Conflitos de interesses

O autor é Diretor de Comunicação Corporativa e Marketing do Salzburger Landeskliniken, uma subsidiária integral do Estado de Salzburgo. A realização de um atlas de cuidados intersectoriais para a província de Salzburgo é um projeto estratégico no interesse dos hospitais da província de Salzburgo e do seu proprietário.

Bibliografia

Augustin J, Kistemann T, Koller D, et al. Boas Práticas Cartográficas nos Cuidados de Saúde (GKPiG). Forum IfL, 32 ed: Leibnitz-Institut fur Landerkunde e. V. (IfL); 2017.

Augustin J, Scherer M, Augustin M, Schweikart J. [Health Atlases in Germany - An Overview]. Health Services. 2018;80(7):628-634.

Buhmann V, Fulop G, Lepuschutz L, Piso B. Cuidados de saúde. Diferenças regionais. Atlases num relance. Berlim: 17º Congresso Alemão de Pesquisa em Serviços de Saúde, 10 a 12 de outubro de 2018; 2018.

Ministério Federal dos Assuntos Sociais, Saúde, Cuidados e Proteção do Consumidor (2023). Plano Estrutural Austríaco para a Saúde 2023.

Ministério Federal dos Assuntos Sociais, da Saúde, da Assistência e da Proteção dos Consumidores/Gesundheit.gv.at (2024). Financiamento do sistema público de saúde. https://www.gesundheit.gv.at/gesundheitsleistungen/gesundheitswesen/finanzierung.html, acedido em 3 de fevereiro de 2024, às 9h45.

Da-Cruz P, Herrmann T. Demographic change in hospitals: The neglected dimension: Deutsches Arzteblatt; 2010.

Degelsegger-Marquez A, Grubock A, Fidon IK. Dados de saúde na Áustria - uma visão geral. Viena: Gesundheit Osterreich GmbH; 2022.

Instituto de Desenvolvimento e Planeamento da Saúde (EPIG). Plano de estrutura regional de saúde - Salzburgo 2025 - parte ambulatória. Apresentação das estruturas de cuidados ambulatórios até 2025. Versão 1.2 ed. Graz2019.

Comissão Europeia (2024). Espaço Europeu de Dados de Saúde (EHDS). https://health.ec.europa.eu/ehealth-digital-   health-and-care/european-health-data-spacede, acedido em 3. 2. 2024, às 11h05.

Famira-Muhlberger U, Firgo M, Streicher G. Cuidados médicos e alterações demográficas. Vol 8/2020: Relatórios mensais da OMS; 2020.

Fletcher-Lartey S, Caprarelli G. Aplicação da tecnologia GIS na saúde pública: sucessos e desafios. 143 ed: Parasitology; 2016. Furweger W. Mudança demográfica na província de Salzburgo: efeitos no sistema de saúde. Salzburgo: Hospitais Provinciais de Salzburgo; 2023.

Grote-Westrick M, Zich K, Klemperer D, et al. 2015: Fundação Bertelsmann; Faktenchek Gesundheit: Regionale Unterschiede in der Geundheitsversorgung im Zeitvergleich.

Hoffmann, W., Latza, U., Terschuren, C. Diretrizes e recomendações para assegurar uma boa prática epidemiológica (GEP) - versão revista após avaliação (2008). Na Internet: http://dgepi.de/ fileadmin/pdf/leitlinien/GEP_mit_Ergaezung_GPS_Stand_24.02.2009.pdf Estado: 10.12.2014

Lubeck IfKeVldUz. Atlas do cancro para Schleswig-Holstein:

https://www.krebsregister-sh.de, acedido em 19. 09. 2023, 16.07; 2023.

Kelle U, Tempel G. [Compreensão através de métodos qualitativos - a contribuição da investigação social interpretativa para a informação sobre saúde]. Diário da Saúde Federal Pesquisa em Saúde Proteção da Saúde. 2020;63(9):1126-1133.

Klemperer D, Robra B-P. Diferenças regionais nos cuidados: John Wennberg - pioneiro da medicina centrada no paciente. Vol 111(4): A-118/B-104/C-100: Deutsches Arzteblatt; 2014.

Koller D, Wohlrab D, Sedlmeir G, Augustin J. [Métodos geográficos para a monitorização da saúde]. Diário da Saúde Federal Pesquisa em Saúde Proteção da Saúde. 2020;63(9):1108-1117.

Kuckartz U. Qualitative content analysis. Métodos, prática, suporte informático (3ª edição). Weinheim/Basel: Beitz Verlag; 2016.

Província de Salzburgo. Plano regional de estruturação da saúde. Salzburgo 2025, parte hospitalar aguda. 1.1 ed. Salzburg2019.

Mangiapane S. [Aprendendo com as diferenças regionais: plataforma online: http://www.versorgungsatlas.de]. Diário Oficial da União Pesquisa em saúde Proteção à saúde. 2014;57(2):215-223.

Mayring P. Qualitative content analysis. Fundamentos e técnicas (12ª edição). Weinheim/Basel: Beitz Verlag; 2015.

McGlynn E, Asch S, Adams J, al. e. The quality of health care delivered to adults in the United States. Vol 348(26): New Enlgand Journal of Medicine; 2003.

Merkens H. Processo de seleção, amostragem, construção de casos. In: Flick, U.; von Kardorff, E.; Steinke, I. (eds.), Qualitative Forschung: ein Handbuch, 7th edition. ed. Reinbek: Rowohlt; 2009. Reinbek: Rowohlt; 2009.

Meuser M, Nagel U. Expert interviews - often tested, little considered: a contribution to the qualitative methods discussion. In: Garz, Detlef/Kraimer, Klaus (eds.): Qualitativ-empirische Sozialforschung: Konzepte, Methoden, Analysen ed.: Opladen: Kraimer, Kraimer, Klaus (eds.). Opladen: Westdeutscher Verlag; 1991.

Moen A, Goodman DC. Variação geográfica injustificada nos cuidados de saúde pediátricos nos Estados Unidos e na Noruega. Ata Paediatr. 2022;111(4):733-740.

Mulley A, Trimble C, Elwyn G. Stop the silent misdiagnosis: patient's preferences matter: British Medical Journal; 2012.

NHS (2023). Atlas of Variation in Healthcare. https://finger-tips.phe.org.uk/profile/atlas-of-variation.

OCDE. Tackling wasteful spending on health: https://www.oecd.org/health/tackling-wasteful-spending-on-health-9789264266414-en.htm, acedido em 19. 09. 2023, 13.09.; 2017.

Universidade Médica Paracelsus de Salzburgo (PMU, 2024). Centro de

Investigação em Saúde Pública e Serviços de Saúde. https://www.pmu.ac.at/zpv.html, acedido em 09.02.2024, 17.40.

Universidade Paris Lodron de Salzburgo (PLUS, 2024). Sobre o IDA Lab. https://www.plus.ac.at/aihi/der-fachbereich/ida-lab/about/, acedido em 09/02/2024, 17:20.

Rammstedt B. Reliabilitat, Validitat, Objektivitat. In: Wolf, C., Best, H. (eds). Handbook of social science data analysis. Wiesbaden: VS Verlag fur Sozialwissenschaften; 2010.

Tribunal de Contas austríaco. Dados sanitários sobre a gestão da pandemia no primeiro ano da pandemia de COVID-19. Relatório do Tribunal de Contas. Vol Série BUND 2021/43, Série OBEROSTERREICH 2021/8; Série SALZBURG 2021/52021.

Robra BP. [John E. Wennberg, pioneiro da pesquisa regional em serviços de saúde: o que ele nos ensina na Alemanha?] Bundesgesund- heitsblatt Gesundheitsforschung Gesundheitsschutz. 2014;57(2):164-168.

Schang L, Morton A, DaSilva P, Bevan G. From data to decisions? xplorando a forma como os pagadores de cuidados de saúde respondem ao Atlas da Variação dos Cuidados de Saúde em Inglaterra do NHS. Volume 114, Issue 1 ed: Health Policy; 2014.

Smith R. Dartmouth Atlas of Health Care. 2011;342:d1756 ed: BMJ. Spectrum of Science. Atlas of Geography. https://www.spek- trum.de, acedido em 19. 09. 2023, 16.12.

Stacey D, Legare F, al. e. Auxílios à decisão para pessoas que enfrentam decisões de tratamento ou rastreio de saúde. Vol 1: Cochrane Review; 2014.

Starke D, Tempel G, Butler J, Starker A, Zuhlke C, Borrmann B. Boas Práticas de Monitorização da Saúde - Diretrizes e Recomendações 2.0. Vol 2019/4(S1): Journal of Health Monitoring; 2019.

Estatísticas da Áustria. Previsão da população para 2019, variante principal. Viena2019.

Estatísticas da Áustria (2024). Despesas de saúde. https://www.statis-tik.at/statistiken/bevoelkerung-und-soziales/gesundheit/gesundheitsversorgung-und-ausgaben/gesundheitsausgaben, acedido em 3 de fevereiro de 2024, às 10h50.

Swart, E., Gothe, H., Geyer, S. et al. Boas práticas de análise de dados secundários (GPS): Diretrizes e recomendações. 3ª versão; Versão 2012, 2014, Saúde Pública 2015; 77: 120-126.

Thiften M, Niemann H, Varnaccia G, et al. [What potential do geographic information systems have for population-wide health monitoring in Germany? Perspectivas e desafios para a vigilância da saúde do Instituto Robert Koch]. Diário da Saúde Federal Pesquisa em Saúde Proteção da Saúde. 2017;60(12):1440-1452.

Ulrich LR, Schatz TR, Lappe V, et al [Dados primários e secundários sobre os cuidados à demência como exemplo de planeamento regional de saúde]. Bundes-	gesundheitsblattGesundheitsforschungGesundheitsschutz	. 2017;60(12):1372-1382.

Weiss Susanne et al. Profissões do sector da saúde na Áustria. Viena: Ministério Federal dos Assuntos Sociais, Saúde, Cuidados e Proteção do Consumidor; 2023.

Wennberg J, Gittelsohn. Small area variations in health care delivery (Variações em pequenas áreas na prestação de cuidados de saúde). Science. 1973;182(4117):1102-1108. doi: 1110.1126/sci- ence.1182.4117.1102.

Wennberg J. Tracking Medicine - A Researchers Quest to Understand Health Care. Oxford: University Press; 2010.

Consórcio World Wide Web (W3G). Diretrizes de acessibilidade do conteúdo da Web (WCAG).

Instituto Central de Cuidados Médicos do Seguro de Saúde Estatutário (Zi). Atlas da oferta: https://www.versorgungsatlas.de/, acedido em 19. 09. 2023, 16.30; 2023.

10.1 Lista dos parceiros da entrevista e suas afiliações

- **Entrevista 1, Hospital:** Priv.-Doz. Dr. Paul Sungler, Diretor-Geral do Salzburger Landeskliniken de 2014 a 2023.
- **Entrevista 2, Administração:** Christian Prucher, Chefe do Departamento 9 (Hospitais e Cuidados de Saúde) do Governo Provincial de Salzburgo.
- **Entrevista 3, segurança social:** Dr. Peter Gruner, médico responsável do serviço regional de Salzburgo da Caixa de Seguro de Doença austríaca.
- **Entrevista 4, médico do painel:** Dra. Magdalena See- leitner, médica de clínica geral com um consultório em Salzburgo-Aigen.
- **Entrevista 5, Enfermagem:** Magdalene Fischill-Neudeck MSc, enfermeira comunitária em Thalgau.
- **Entrevista 6, Farmácia:** Farmacêutica Christina Sadlo, proprietária da farmácia Gnigler na cidade de Salzburgo.
- **Entrevista 7, representação dos doentes:** Sabine Geistlinger, diretora-geral da Selbsthilfe Salzburg (organização de cúpula dos grupos de autoajuda).
- **Entrevista 8, Investigação:** Hofrat Dr. Gernot Filipp MBA, Chefe do Departamento 0/24 (Estatísticas do Estado e Controlo Administrativo) do Gabinete do Governo do Estado de Salzburgo

10.2 Orientações para as entrevistas

Guia de entrevista

Fase 1: Explicação do tema	*W* Apresentação do entrevistador no contexto da entrevista (tese de mestrado e estudante e não orador do Congresso de Salzburgo) clínicas estatais). Explicação do objetivo do inquérito. Apresentação e delimitação do tema.
Fase 2: Significado	*e* Qual é a utilidade de um atlas intersectorial da prestação de cuidados de saúde na província de Salzburgo? *e* Que objetivo poderia ou deveria cumprir um atlas de abastecimento para a província de Salzburgo?
Fase 3: Âmbito de aplicação	*e* Um Atlas da Saúde de Salzburgo deve servir apenas para a investigação no domínio dos cuidados de saúde ou incluir também temas epidemiológicos? *e* Se também incluísse temas epidemiológicos: Quais eram e porquê?
Fase 4: Grupos-alvo	*e* A que grupos-alvo se deve dirigir um atlas intersectorial dos cuidados de saúde? *e* A que grupos de pessoas ou organizações não se deve dirigir?
Fase 5: Forma de implementação	*g* Deverá esse atlas ser concebido como um relatório escrito ou em formato digital ou digital e interativo? *e* O desenvolvimento deve ser feito passo a passo - com uma base no início e outros módulos nas etapas seguintes?
Fase 6: Conteúdos para Início (indispensável)	*n* Que conteúdos ou funcionalidades deve um atlas deste tipo oferecer no arranque?
Fase 7: Possíveis conteúdos adicionais (a ter em conta)	Quais os conteúdos ou funcionalidades que devem ou podem ser implementados no decurso das etapas seguintes. *e* Quais os conteúdos ou funcionalidades que devem ou podem ser implementados no decurso das etapas seguintes.
Fase 8: Critérios de exclusão (no-goes)	*e* Que conteúdos ou funcionalidades é que um atlas deste tipo não pode oferecer, ou talvez não deva mesmo oferecer?
Fase 9: Obstáculos	Quais os principais obstáculos ou desafios que poderão surgir durante a implementação?

Quadro 11: *Orientações para as entrevistas com os peritos selecionados.*

10.3 Critérios para um bom atlas de aprovisionamento

Critérios para um bom atlas de aprovisionamento	
Imparcialidade e aceitação	✓ O patrocinador do atlas é uma empresa pública, uma universidade, uma instituição de investigação ou uma associação apoiada por instituições públicas. ✓ Os patrocinadores são apartidários e não têm quaisquer interesses comerciais com o atlas. ✓ O Atlas está sujeito a um controlo público, por exemplo, por um conselho consultivo ou de fiscalização, uma comissão parlamentar ou uma instituição pública de controlo, como o Tribunal de Contas.
Cientificidade	✓ Alegação científica - o objetivo do atlas é adquirir conhecimentos e não, por exemplo, apresentar decisões políticas. ✓ As diferenças espaciais são descritas e discutidas - podem ser geradas novas hipóteses a partir daí. ✓ A fiabilidade, a validade e a objetividade (intersubjetividade) (Wolf/Best, 2010) são asseguradas e os critérios formais são respeitados na apresentação dos mapas e dos relatórios escritos. ✓ São seguidas diretrizes como as Boas Práticas Epidemiológicas

		(Hoffmann et al., 2014), as Boas Práticas na Análise de Dados Secundários (Swart et al., 2015), as Boas Práticas Cartográficas nos Cuidados de Saúde (Augustin et al., 2017) ou as Boas Práticas na Elaboração de Relatórios de Saúde (Starke et al., 2019).
Libertação		✓ Quantidade de dados fornecidos - elevado conteúdo informativo. ✓ Os dados são actualizados regularmente. ✓ Benefícios para a comunidade científica: A equipa editorial publica regularmente relatórios derivados do atlas e os autores externos podem também publicar artigos na plataforma do atlas. ✓ A interpretação dos resultados conta com a participação de peritos externos (locais).
Acessibilidade e facilidade de utilização		✓ Visualização clara e compreensível dos dados. ✓ Introdução abrangente e de fácil compreensão à usabilidade e à metodologia. ✓ É possível uma utilização interactiva - por exemplo, função de zoom, pesquisa e filtro de pesquisa, função de deslocação, personalização da legenda do mapa, função de passar o rato por cima. ✓ Manuseamento simples e intuitivo - elevada facilidade de utilização. ✓ Acessibilidade técnica e textual alargada. ✓ Os dados e os relatórios também estão disponíveis para impressão ou ✓ disponível para descarregamento. ✓ Os utilizadores podem apresentar comentários e feedback e fazer perguntas específicas de acordo com as orientações. ✓ São fornecidos resumos compreensíveis e ajudas à interpretação. ✓ Indicações de limitações e possíveis erros de interpretação.

Tabela 12: Critérios para um bom atlas de abastecimento - criado pelo autor com contributos de Mangiapane (2014), Schang et al. (2014), Ulrich et al. (2017), Augustin et al. (2018), Koller et al. (2020).

10.4 Resultados das entrevistas com peritos em forma de tabela

Categoria principal	Subcategoria	Contributos dos peritos
Categoria 1: Sentido e objetivo	Importância para a sociedade, o sistema de saúde e a ciência	✓ O Atlas fornece novas perspectivas. ✓ O Atlas descobre um tesouro de dados anteriormente não utilizado. ✓ Atlas apresenta um sistema de saúde sem tabus. ✓ O Atlas ajuda a fazer perguntas e a responder a perguntas. ✓ Atlas apoia a criação de redes no sistema de saúde. ✓ O Atlas é um guia para especialistas e cidadãos com conhecimentos de saúde. ✓ O Atlas ajuda a gerir os fluxos de doentes. ✓ O Atlas ajuda a manter os utentes do sistema de saúde nos cuidados básicos durante o máximo de tempo possível, aliviando assim a carga sobre as consultas externas. ✓ Atlas contribui para o melhor resultado possível com o menor esforço possível.
	Objectivos prosseguidos	✓ O Atlas fornece às partes interessadas e à população uma visão geral de baixo limiar das estruturas de abastecimento. ✓ O Atlas identifica a escassez e a sub ou sobreoferta da oferta. ✓ O Atlas tem em conta a evolução prevista da população. ✓ O Atlas é a base para o planeamento prospetivo das

		estruturas de abastecimento e dos recursos necessários.
		✓ O Atlas contribui para uma distribuição equitativa dos serviços entre os parceiros do sistema.
		✓ O Atlas permite avaliar as decisões relativas às estruturas de aprovisionamento.
		✓ O Atlas apresenta as estruturas de cuidados necessárias, actuais e futuras, para as doenças comuns ("doenças generalizadas").
		✓ Atlas oferece aos pacientes várias opções.
Categoria 2: Conteúdo	Âmbito de aplicação do In ha Its	✓ O atlas descreve as estruturas intramuros e extramuros até ao nível municipal.
		✓ O Atlas cobre os cuidados de saúde agudos e de longa duração, bem como a prevenção e os cuidados posteriores (centros de reabilitação).
		✓ O Atlas mostra quais as doenças que são de esperar em cada grupo etário.
		✓ O Atlas mostra se os tratamentos estão a ser realizados a tempo.
		✓ O Atlas está dividido em secções para especialistas e leigos (pacientes).
		✓ A Atlas também oferece opções de contacto para as estruturas registadas.
	Projectos a incluir	✓ Previsão demográfica das estatísticas do Estado.
		✓ Estudo "Paracelso 1 0,000".
		✓ ELGA.
		✓ Inquérito SALK sobre as tendências demográficas e as taxas de hospitalização.
Categoria 3: Grupos-alvo		✓ Os principais grupos-alvo são os decisores das partes interessadas do sistema de saúde e os doentes.
		✓ No entanto, os dados são acessíveis a todas as pessoas interessadas (peritos e leigos).
Categoria 4: Forma de realização	Tecnologia	✓ O Atlas é uma plataforma digital com representações cartográficas tão interactivas quanto possível.
		✓ Atlas distingue entre os grupos-alvo das partes interessadas e dos pacientes.
		✓ Relatórios e contribuições científicas sobre temas individuais complementam o atlas.
		✓ Os resultados estão disponíveis para descarregamento e impressão.
	Organização	✓ *O promotor é uma instituição pública ou científica.*
		✓ *O financiamento é assegurado por fundos públicos.*
		✓ *A Atlas dispõe de recursos humanos e financeiros fixos.*
		✓ *O Atlas começa com um conteúdo limitado e é depois alargado.*
		✓ *A equipa de Correcções está constantemente a recolher feedback, a expandir, a atualizar e a manter o Atlas.*
Categoria 5: Artigos indispensáveis para o arranque	Direito e organização	✓ *Vontade clara das partes interessadas necessárias: Política provincial, administração, hospitais, prestadores de serviços de segurança social e organizações profissionais.*
		✓ *Os grupos de autoajuda, os serviços de aconselhamento a idosos e os representantes dos cuidados de longa duração em regime de internamento e ambulatório dão o seu contributo.*
		✓ *O Atlas cumpre os requisitos científicos.*
		✓ *Consciência da responsabilidade ética - os dados podem*

		levar à reorganização ou ao desmantelamento de estruturas. ✓ *Estão igualmente disponíveis dados válidos para o futuro.* ✓ *Os acordos de cooperação também asseguram os fluxos de dados para o futuro.*
	No ha It ou função	✓ *O Atlas fornece uma panorâmica de todas as estruturas intramuros e extramuros até ao nível municipal.* ✓ *O Atlas apresenta as estruturas de cuidados actuais e futuras para as doenças cardiovasculares, a diabetes e a saúde do cérebro.* ✓ *O Atlas fornece os dados de contacto das estruturas de cuidados.* ✓ *É possível dar feedback à equipa Atlas.* ✓ *O Atlas apresenta os dados geograficamente.* ✓ *O Atlas oferece uma função de pesquisa com opções de filtragem.* ✓ *O Atlas oferece a função de descarregamento e impressão.* ✓ *Existem processos para actualizações contínuas.*
Categoria 6: O que é bom ter na continuação da atividade	Conteúdo	✓ *O Atlas visualiza os fluxos de doentes.* ✓ *Com base no atlas, são elaboradas brochuras informativas para os doentes.* ✓ *A Atlas apresenta regularmente relatórios actualizados sobre temas especializados.* ✓ *O Altas fornece informações sobre as funções e tarefas das profissões da área da saúde.* ✓ *O Atlas contém informações sobre aprendizagens e ofertas de emprego.* ✓ *O Atlas contém conselhos de autoajuda.* ✓ *Atlas apresenta ofertas sociais complementares.*
	Tecnologia	✓ *O Atlas está disponível como uma aplicação para dispositivos móveis.* ✓ *O Atlas tem pesquisa avançada e filtro por sintomas.* ✓ *O Atlas dispõe de um sistema de bilhetes para pedidos de informação.* ✓ *O Atlas oferece coordenação da programação ou pontos de partida para a coordenação da programação.* ✓ *Os relatórios também estão disponíveis em podcasts.*
	Medidas de acompanhamento - pouca ou nenhuma relação direta com o atlas.	✓ *O atlas é amplamente publicitado.* ✓ *Existem terminais em locais públicos como pontos de acesso ao atlas.* ✓ *Está a ser promovida a criação de grupos médicos.* ✓ *O sector extramural não médico está a ser alargado.* ✓ *As farmácias serão mais estreitamente integradas no sistema de saúde.* ✓ *Existem pares ou guias no sistema de saúde a nível local.* ✓ *A prevenção, a promoção da saúde e a autoajuda são reforçadas.* ✓ *É necessária a literacia em saúde da população.* ✓ *Os fluxos financeiros no sistema de saúde são simplificados.* ✓ *O sistema de pagamento é alterado do princípio do desempenho para o princípio do sucesso.*
Categoria 7: Não-Gos		✓ *O Atlas estabelece relações entre os quadros clínicos e a origem étnica, a religião ou a orientação sexual dos*

Categoria 8: Obstáculos	Jurídico e sistémico	*pacientes.* ✓ *A Atlas persegue interesses económicos.* ✓ *A indústria farmacêutica é um parceiro fundamental do Atlas.* ✓ *As igrejas e as comunidades religiosas estão integradas no atlas.* ✓ *As alterações no sistema de saúde e na demografia não são tidas em conta.* ✓ *A proteção e a segurança dos dados não são tidas em devida conta.* ✓ *Os direitos de propriedade sobre os dados não são tidos em conta.* ✓ *Falta de empenhamento das partes interessadas/transportadoras - também para o futuro.* ✓ *As partes interessadas importantes não estão a bordo.* ✓ Diferentes interesses (financeiros) das partes interessadas. ✓ Os fornecedores de excesso de oferta sentem-se atacados. ✓ Há resistência por parte dos partidos políticos e das organizações profissionais. ✓ A população sabe muito pouco sobre o sistema de saúde, por exemplo, o sistema dos médicos de clínica geral ou o objetivo dos serviços de urgência.
	Nível do projeto	✓ O projeto foi planeado com uma dimensão demasiado grande. ✓ O significado e o objetivo do projeto são comunicados de forma insuficiente ou pouco clara. ✓ O orçamento e o pessoal não estão garantidos para o futuro. ✓ Os principais objectivos e promessas não estão a ser cumpridos. ✓ Demasiados dados geram confusão. ✓ O objetivo - apresentação dos dados - perde-se, a tecnologia torna-se um fim em si mesma.
	dados	✓ Os dados não estão actualizados, estão incompletos ou não são sólidos. ✓ Existem demasiadas fontes de dados. ✓ Os dados não podem ser integrados devido à falta de interfaces. ✓ O esforço de produção de dados não justifica o resultado. ✓ Falta a avaliação da produção de dados. ✓ Não existe um entendimento normalizado sobre a forma de interpretar os dados. ✓ Os dados são transferidos com uma interpretação incorrecta - erro subsequente. ✓ Os processos de geração e transferência de dados não estão garantidos para o futuro. ✓ Não existem dados disponíveis para todos os participantes. ✓ O sector dos médicos electivos está atualmente sub-registado.
	Grupos-alvo que não podem ser atingidos ou que não estão representados	✓ É difícil chegar às pessoas de meios educativos desfavorecidos e com antecedentes de migração. ✓ Muitas pessoas, especialmente as mais idosas, não têm acesso à Internet ou têm um acesso deficiente.

Quadro 13: *Resultados das entrevistas com peritos em forma de tabela*

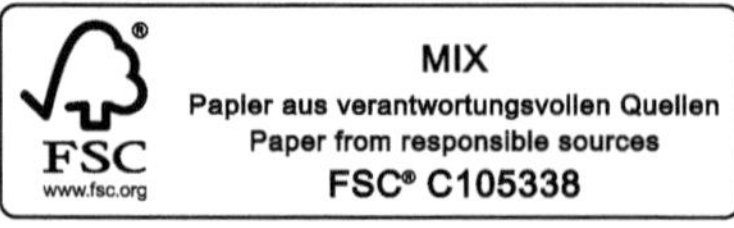